Medical Devices and Medical Material

医療機器&材料 ディテール BOOK

イラスト&写真でわかる

和歌山県立医科大学
地域医療支援センター教授
上野雅巳
Masami Ueno

《主要60種類》
臨床での適応と
マネジメント術

医学通信社

はじめに

　医療機関で使用される医療機器と材料は日々進歩を続けています。今日，それらの種類は膨大なものとなっており，医療従事者にもその全貌を把握することがむずかしくなっています。

　しかし，機器・材料についての知識は，臨床においてはもちろん，その管理や購入といった面では経営にも大きな影響を及ぼすものです。そのため，医師・看護師・メディカルスタッフだけでなく，医療事務の方々も，常に最新の情報を把握しアップデートしていく必要があります。

　本書の第1章は，『月刊／保険診療』2015年10月号の特集「薬剤・材料の完全マネジメント術」からの抜粋となっており，機器・材料の基礎知識に加えて，運用・管理，購入・請求に関するマネジメント術を事例も交えて解説しています。

　また，第2章は，『月刊／保険診療』に連載中の「医療機器・材料をもっと知りたい」から数多くの項目を収載し，加筆修正を盛り込んだものです。こちらは，主要な機器・材料60品目を網羅し，それらの目的や適応，構造と特徴，実際の使用法，そして関連する診療報酬・材料料をピックアップし，2017年10月現在の点数・法制度に準拠したディテールをわかりやすく解説しています。

　本書は，医療従事者にとっての機器・材料の要諦をコンパクトにまとめた一冊となっております。医師・看護師・メディカルスタッフの方々には臨床実務の参考になるマニュアルとして，そして事務スタッフの方々には的確な保険請求のガイドブックとして，少しでもお役に立てば幸いです。

2017年10月

和歌山県立医科大学・地域医療支援センター教授　上野雅巳

【凡例】

　㊕は，当該材料が特定保険医療材料であること，㊉は診療報酬上の材料加算・機器等加算であることを意味します。

　なお，本文中に出てくる診療報酬上の点数は，2017年10月現在のものです。

目次

第1章　医療機器＆材料の基礎とマネジメント ……… 1

1　医療機器＆材料の基礎知識 ……… 2
2　材料マネジメント術 ……… 7
　　入門編 ……… 7
　　事例編 ……… 16

第2章　医療機器＆材料ディテール解説 ……… 27

1　検査・画像診断系材料＆機器

- ① 血糖自己測定器 ……… 28
- ② 酸素供給装置 ……… 30
- ③ CPAPマスク ……… 32
- ④ 血圧計 ……… 34
- ⑤ 尿・便検査機器 ……… 36
- ⑥ 生化学自動分析装置 ……… 38
- ⑦ 心筋梗塞診断キット ……… 40
- ⑧ 血液ガス分析装置 ……… 42
- ⑨ 細菌検査培地 ……… 44
- ⑩ スパイロメーター ……… 46
- ⑪ 心臓カテーテル ……… 48
- ⑫ 心電図 ……… 50
- ⑬ 血圧脈波検査装置 ……… 52
- ⑭ 超音波診断装置 ……… 54
- ⑮ 頸動脈エコー ……… 56
- ⑯ 骨密度測定器 ……… 58
- ⑰ パルスオキシメーター ……… 60
- ⑱ 脳波計 ……… 62
- ⑲ 眼底鏡・眼底カメラ ……… 64
- ⑳ 筋電図検査 ……… 66
- ㉑ 視力表・オージオメーター ……… 68
- ㉒ 補聴器 ……… 70
- ㉓ 認知症検査キット ……… 72
- ㉔ 内視鏡 ……… 74

㉕ 顕微鏡（病理診断） ……………………………………………… 76
㉖ エックス線撮影装置 ……………………………………………… 78
㉗ マンモグラフィー ………………………………………………… 80
㉘ 血管撮影装置 ……………………………………………………… 82
㉙ RI検査装置（SPECT，ガンマカメラ）………………………… 84
㉚ PET ………………………………………………………………… 86
㉛ CT …………………………………………………………………… 88
㉜ MRI ………………………………………………………………… 90

2 手術・処置系材料＆機器

㉝ 中心静脈カテーテル ……………………………………………… 92
㉞ 創傷被覆材（ドレッシング材）………………………………… 94
㉟ 胸腔ドレナージチューブ・吸引器 ……………………………… 96
㊱ 経鼻カニューレ，酸素マスク，フェイスシールド …………… 98
㊲ イレウス管 ………………………………………………………… 100
㊳ 血液浄化装置 ……………………………………………………… 102
㊴ 喉頭鏡 ……………………………………………………………… 104
㊵ 人工呼吸器 ………………………………………………………… 106
㊶ 気管内チューブ …………………………………………………… 108
㊷ 除細動器 …………………………………………………………… 110
㊸ ギプス ……………………………………………………………… 112
㊹ 医療用針 …………………………………………………………… 114
㊺ メス・電気メス …………………………………………………… 116
㊻ 手術用顕微鏡 ……………………………………………………… 118
㊼ 無影灯・手術用覆布・手術台 …………………………………… 120
㊽ 水頭症治療システム ……………………………………………… 122
㊾ 脳動脈瘤クリップ・コイル ……………………………………… 124
㊿ 心臓ペースメーカー ……………………………………………… 126
51 IABP（大動脈内バルーンパンピング）………………………… 128
52 人工心肺装置 ……………………………………………………… 130
53 胃瘻 ………………………………………………………………… 132
54 体外衝撃波結石破砕装置 ………………………………………… 134
55 ダ・ヴィンチ（手術支援ロボット）…………………………… 136
56 輸血用血液製剤 …………………………………………………… 138
57 麻酔器 ……………………………………………………………… 140
58 放射線治療装置（リニアック）………………………………… 142
59 ガンマナイフ（定位放射線治療装置）………………………… 144
60 聴診器 ……………………………………………………………… 146

v

第 1 章

医療機器＆材料の基礎とマネジメント

1　医療機器＆材料の基礎知識 …………… 2
2　材料マネジメント術 ………………… 7

1 医療機器＆材料の基礎知識

1. 医療機器・材料の分類

　医療機器とは，「疾病の診断・治療・予防に使用されること，または身体の構造・機能に影響を及ぼすことを目的とする機械器具等（再生医療等製品を除く）」のことで（「医薬品，医療機器等の品質，有効性及び安全性の確保等に関する法律（略称：医薬品医療機器等法）」第2条より），医療機器は計約30万種が存在すると言われています。

　材料とは，使い捨ての医療専用製品を指します。

　材料は，大きく分けると①特定保険医療材料（償還材料），②汎用消耗品――のように分かれます。

　後述の特定保険医療材料以外は，治療・診断において医療者が使用するものは保険診療では患者に使用料等を求めることはできません。一方，歯科材料のように保険外併用療養や自費診療により患者負担とするものやコンタクトレンズのように，市場価格により販売されるものもあります。

(1) 医薬品医療機器等法による分類

　医療機器は，医薬品医療機器等法により，さらに細かく下記のように分類されます。

①**機械器具**（手術台，聴診器，体温計，血液検査用器具，医療用吸引器，医療用鉗子，注射針，コンタクトレンズ，補聴器など）

②**医療用品**（エックス線フィルム，縫合糸，視力表など）

図表1　医療機器の用途による分類

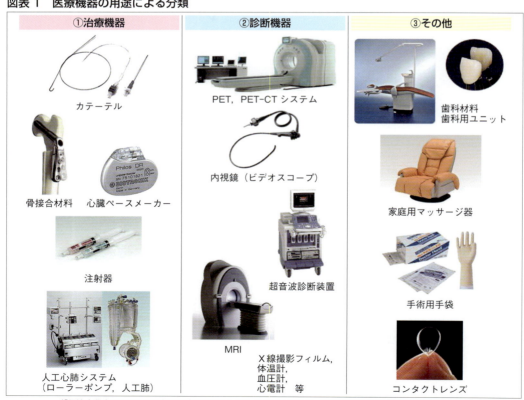

（「経済産業省における医療機器産業政策について」平成27年3月，経済産業省商務情報政策局　医療・福祉機器産業室）

③歯科材料（歯科用金属，歯冠材料など）
④衛生用品（月経処理用タンポンなど）
⑤プログラム（診断・治療・予防に携わるソフトウェア）
⑥プログラムを記録した記録媒体（診断・治療・予防プログラムを記録した磁気ディスク，光学ディスク，フラッシュメモリなど）
⑦動物専用医療機器（悪癖矯正用器具，投薬器など）

(2) 用途別による分類

医療機器を用途別に大きく分けると，便宜上，以下の3つに分類されています（図表1）。

①**治療機器**：疾患を治療するための医療機器（カテーテル，人工関節，心臓ペースメーカなど）
②**診断機器**：疾患を特定するための医療機器（CT・MRI，内視鏡など）
③**その他**：上記以外の医療機器（歯科材料，手術用手袋など）

(3) 人体に対するリスクでの分類

さらに，不具合が生じた場合の人体へのリスクが低いものから，以下の3つに分類されています（図表2）。

①**一般医療機器：クラスⅠ**：人体へのリスクが極めて低いと考えられるもの
②**管理医療機器：クラスⅡ**：人体へのリスクが比較的低いと考えられるもの
③**高度管理医療機器：クラスⅢ，Ⅳ**：
・人体へのリスクが比較的高いと考えられるもの（クラスⅢ）
・患者への侵襲性が高く，生命の危機に直結するおそれがあるもの（クラスⅣ）

(4) 価格の設定方式による分類

医薬品と同じように，材料にも厚生労働大臣による公定価格が定められているものと，そうではないものがあります。

①**特定保険医療材料に収載されている材料**：厚生労働省により公定価格が決められていて，保険医療機関や保険薬局で保険請求できる医療材料のことをいいます。材料価格基準告示により，下記のように大別されて

図表2　医薬品・医療機器等法による規制

医薬品・医療機器等法（2014年11月25日施行）では，医療機器を人体への危険度が低いものから，一般医療機器・管理医療機器・高度管理医療機器の3分類に分けている（国際分類では4段階）。危険度が高いものほど審査はきびしくなる。

	一般医療機器	管理医療機器	高度管理医療機器
クラス	Ⅰ	Ⅱ	Ⅲ　　Ⅳ
リスクによる分類	人の生命及び健康に影響を与えるおそれがほとんどない	ヒトの生命及び健康に影響を与えるおそれがある	人の生命及び健康に重大な影響を与えるおそれがある
販売業		届出	高度管理医療機器販売業　許可
製造販売業※1	第三種医療機器製造販売業　許可	第二種医療機器製造販売業　許可	第一種医療機器製造販売業　許可
販売業※2	登録（法改正に伴い，「許可」から簡略化）		
医療機器の手続き	「届出」	「認証」or「承認」　認証基準があるものは，民間の登録認証機関による第三者「認証」が可能。その他は，「承認」。（法改正に伴い，クラスⅢの一部で「認証」が可能）	「承認」　品目毎に，品質，性能，効能効果，安全性等をPMDA（独立行政法人）が審査
医療機器の例	・電動式患者台 ・聴診器 ・血圧計 ・メス ・はさみ	・X線診断装置 ・MRI ・内視鏡 ・造影剤注入装置 ・電子体温計	・心臓用カテーテル ・中心静脈カテーテル ・機械式人工心臓 ・人工心臓弁 ・放射線治療装置

※1：自社製造／委託製造が可能，いずれも「許可」。※2：受託製造のみ可能。

（「経済産業省における医療機器産業政策について」平成27年3月，経済産業省商務情報政策局　医療・福祉機器産業室）

います。

Ⅰ ｜医科｜ 在宅医療に伴い医療機関が患者に支給するもの

Ⅱ ｜医科｜ 検査・画像診断・注射・処置・手術・麻酔に伴い医療者が使用するもの

Ⅲ ｜医科｜ 画像診断に伴い医療者が使用するもの

Ⅳ～Ⅶ ｜歯科｜

Ⅷ 院外処方せんに基づき保険薬局が患者に支給するもの

② 特定保険医療材料に収載されていない材料（汎用消耗品等）：これらについては，市場価格によって金額が異なり，保険請求の対象とはなりません。

(5) その他の分類

上記のような法的な枠組みはありませんが，使用前まで清潔に保管され，ほとんどが使い捨てになるものを便宜上「衛生材料」と呼びます（ガーゼ，綿棒，滅菌手袋，包帯など）。これらの材料は保険請求できませんし，患者から

図表3　材料の添付文書の例（抜粋）

A　*2014年1月1日改訂（第5版）　　類別：医療用品(04)整形用品　　承認番号：21100BZY00228000　B・C
　　**2011年4月1日改訂（第4版）　一般的名称：非吸収性ヘルニア・胸壁・腹壁用補綴材　D
　　　　　　　　　　　　　　　JMDNコード：70433013　E
　　　　　　　　　　　　　　　　高度管理医療機器

ゴアテックス®組織補強材料　F

再使用禁止

G 【警告】
1）全ての操作は，無菌的に行うこと。［感染を起こすことがある為］
2）留置後に本品が露出した場合は，本品の露出部分が汚染しないように注意すること。もしくは本品の除去を検討すること。［感染を起こすことがある為］
3）経膣挿入法では本品に細菌のコロニーが形成され，感染リスクが増大する可能性がある。本品の細菌への長期暴露は，本品の除去を必要とする可能性がある。［感染を起こすことがある為］

H 【禁忌・禁止】
使用方法における禁忌
本品は滅菌済みであり，使用は1回限りとする。再滅菌や再使用はしないこと。［感染の原因となることがある為］
適用対象（患者）における禁忌
本品を心臓血管用のパッチ材として使用したり，腱又は靭帯等の整形外科的置換術，または硬膜，心膜，腹膜等の膜の置換並びに補填に使用しないこと。［これらの用途で本品を使用した場合，動脈瘤の形成や周辺組織との癒着といった重大な合併症が起きる可能性がある為］

I 【形状・構造及び原理等】
＊［形状・構造］
本品は延伸ポリテトラフルオロエチレン（ePTFE）製シートである。
［主要材料］
ポリテトラフルオロエチレン

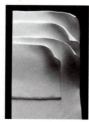

＊図1：本品の外観写真

J 【使用目的，効能又は効果】
本品は，縫合部の組織が脆弱等により補強が必要とされる場合の，補強材として用いる。通常の縫合時に組織にあてがい，縫合糸により組織と共に縫われることにより，組織を補強する。
脆弱組織のみの縫合により発生すると考えられる，縫合部分の離脱やヘルニアの発生を防止する。

K 【品目仕様等】
引張強度：43N/5 pins以上

【操作方法又は使用方法等】
本品を縫合部及び組織の脆弱部等にあった大きさ・形状にトリミングし，医療用非吸収性縫合糸等を用いて自家組織に縫合・固定する。

L 【使用上の注意】
1．重要な基本的注意
1）本品を固定するときに，吸収性縫合糸を使用しないこと。吸収性縫合糸を使用した場合，縫合部の強度を保つことが出来ず，原疾患が再発する可能性がある。ゴアテックス®スーチャーのような針付き非吸収性モノフィラメント縫合糸を使用すること。角針や弾機つき針は，本品に損傷を与える可能性があるため使用しないこと。
2）ステープルやタッカーは，本品と自家組織の縫合部分を補強する目的で用い，ステープルやタッカー単独での本品の固定は避けること。
3）本品の損傷を避けるため，切れ味の良い外科用はさみを用いること。
4）本品を対象病変部に対して適切な大きさにトリミングすること。本品を適切な大きさにトリミングしないと，縫合部分に過剰な張力がかかる可能性がある。その結果，原疾患の再発，もしくは原発巣に隣接した組織を損傷させる可能性がある。
5）縫合不全によるヘルニア等の再発を防ぐため，結節縫合もしくはマットレス縫合を用いて本品と自家組織を縫い合わせることが望ましい。
6）本品と自家組織を縫い合わせるときには，縫合間隔を均一にすること。……

（ゴアテックス組織補強材料添付文書改変，日本ゴア株式会社）

1　医療機器&材料の基礎知識

実費徴収することも認められていません。

また，上記以外にも，手術や検査，入院等で様々な材料が用いられます（手術時のマスク・ガウン，シーツなど）。

(6) 複数の分類に該当する材料

1種類の材料（薬剤）が，複数の分類に該当する場合があります。例えばペースメーカーは特定保険医療材料ですが，医療機器でもあり，高度管理医療機器のクラスⅣに該当します。衛生材料にも医療機器に該当するものが多数あります。

また，救急絆創膏は医薬品医療機器等法によって「医薬品」，「医薬部外品」，「医療機器」の3つに区分されています。

補足解説　ディスポーザブル製品

従来，使用した材料は可能な限り再利用するものでした。しかし，再利用のためには破損の有無の確認，殺菌洗浄，安全・衛生管理など，コストや手間がかかります。そこで，プラスチックなどを使って1回限りの使い捨ての材料が作られました。これをディスポーザブル製品（ディスポ）といい，注射器・注射針・カテーテルなどがあります。しかし，その使用量の増加に伴い，大量に生じる医療廃棄物の処理が課題となっています。

医療行為によって発生した医療廃棄物は，感染性の病原体を含む可能性が高いため，適正な管理が必要となります。

---

2. 材料の添付文書の見方と具体例

材料にも，医薬品と同様の添付文書があります。添付文書には主に以下の情報が盛り込まれています（図表3）。

Ⓐ 作成または改訂年月日／添付文書の作成または改訂の年月および版数を記載します。

Ⓑ 承認番号等／承認番号，認定番号または届出番号のいずれかを記載するほか，単回使用の医療機器については，「再使用禁止」と記載されています（分類の読み方は図表4参照）。

図表4　承認番号等の付与方法

```
例  209  00  BZZ  01234  000
    ⓐ   ⓑ   ⓒ    ⓓ    ⓔ
```

ⓐ 承認した年（数字3桁）
　昭和：1　平成：2
　これに元号の年数（2桁）を組み合わせる。
ⓑ 大臣承認か知事承認の別（数字2桁）
　厚生大臣承認：00　　知事承認：県コードを表記
ⓒ 承認の種類の符号（アルファベット3文字）
　医療用具　　　　　BZZ
　医療用具　　　　　BZY
　外国製造承認　　　BZG
ⓓ 当該年における承認の一連番号（数字5桁）
ⓔ サブ番号（数字3桁）
　「000」とする。
　すでに承認されているものの一部変更承認については，新承認番号へ読み替える。

Ⓒ 薬事法承認又は承認上分類／承認年や承認責任者，輸入・国産の区別を知ることができます（図表4）。

Ⓓ 類別および一般名称／医療機器の一般名称，JMDNコード，分類（一般医療機器，管理医療機器，高度管理医療機器）の別を記載することとなっています。

Ⓔ JMDNコード（Japanese Medical Device Nomenclature）／医療機器識別用の一般的名称リストであるGMDN（Global Medical Device Nomenclature）をベースに，日本独自に作成されたリストです（上5桁がGMDNコード番号，下3桁が日本独自の番号）。GMDNは，ISO（国際標準化機構）規格「ISO15225」として公開され，50カ国以上で使用されています。

Ⓕ 販売名／販売時の名称であり，略称・愛称等，製品を特定する際に，使用者を混乱させる恐れがある名称は記載しないとされています。医療機関では，愛称や俗名的な呼び方をされている材料もあるため，製品検索をする場合はこの販売名を確認する必要があります。

Ⓖ 警告／特に危険を伴う注意すべき事項が記載されています。

Ⓗ 禁忌・禁止／機器の設計限界または不適

正使用等，責任範囲を越える対象商品および使用方法を記載することになっています。

- Ⓘ **形状・構造及び原理等**／機器の全体構造が容易に理解できるように，原則，イラスト図や写真等を示すとともに，当該機器が機能を発揮するメカニズムが記載されています。
- Ⓙ **使用目的，効能又は効果**／承認を受けた使用目的または効果を記載しています。
- Ⓚ **品目仕様等**／品質，安全性および有効性の観点から，製品の要求事項として求められる設計仕様のうち，「形状・構造及び原理」に該当しない事項を指します（2014年10月以降申請からは削除）。
- Ⓛ **使用方法・使用上の注意**／設置方法，組立方法および使用方法，一般的な注意事項について記載されています。

3. 材料の具体例

人工腎臓用特定保険医療材料
（材料価格基準 040）

①概要と特徴

腎臓は水分や尿毒素といった老廃物を体外に排出する役割をもちます。機能しない状態で放置すれば死に至ります。人工腎臓（人工透析）は，腎不全に陥った腎臓の機能を肩代わりする治療で，主に血液透析のことを指します。血液透析で必ず使用されるのが濾過装置（ダイアライザー）で，特定保険医療材料では「人工腎臓用特定保険医療材料」と呼ば

図表5　血液透析の構造

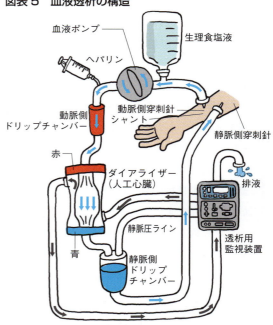

（『臨床現場ディテール BOOK』医学通信社）

れています。

血液透析は，回路を使って体外へ出した血液を，ダイアライザーを通過させ，透析液で血液中の余分な水分や塩分を除去しながら蓄積している老廃物を洗い流して，体内に戻します（図表5）。

②適応疾患・手術等

適応疾患　急性心不全，慢性心不全，重症急性膵炎，劇症肝炎など

③保険請求上の取扱い

透析回路の材料価格は，別に算定できません。

2 材料マネジメント術

入門編

次に材料の購入・管理に関する基本的な事項について学習していきましょう。

なお，医療機器は範囲が非常に広いので，本項では，複数年に渡り使用可能な画像診断機器のようなものは含めず，患者ごとに消費する材料を対象としてマネジメントを考えていきます。

> **補足解説　材料差益**
> 医療機関の購入価格と使用時に患者に請求する価格（特定保険医療材料料）の差が，医療機関の利益（差益）になります。近年は材料価格が下がる傾向にあるため，全体として材料差益は小さくなっています。

1. 材料の価格と医業支出に占める割合

医療機関で採用されている材料については，特定保険医療材料は公定価格が設定されていますが，それ以外は市場価格です。

材料の費用が医業支出に占める割合はどのくらいでしょうか。

それは，医療機関の規模，病床種別，診療科などによっても異なり，特に薬剤については，院内処方か院外処方かによって，医業支出に占める割合が変わります。

一つの例として，全日本病院協会の病院経営調査報告の結果を挙げます。2014年5月時点で，有効回答が得られた930病院については，医業支出に対して診療材料費（給食材料費，減価償却費を除く）8.4％となっています。さらに，一般病院のみでは，診療材料費10.6％となっています。また，病床規模が大きい病院ほど，診療材料費の割合が大きくなる傾向があります。

全体の傾向として，医業支出で最も大きいのは人件費（平均50～60％）ですが，それに次ぐのが材料費であると言えます。材料を効率よく購入し，適切に管理することで余剰も不足もなく院内に流通させるマネジメントはとても重要です。

2. 購入・発注のシステム

(1) 卸業者の選定

通常の購入の場合は，卸業者とメーカーの関係により，同じ材料であっても納入価が変わることがあります。メーカーから商品の紹介を受けた場合は，どこの卸業者との提携が多いのか聞いておくことも大きなポイントとなります。

卸業者を選定する場合は，複数の卸業者から納入価格の提示を受けるのはもちろんですが，週の納品可能回数・緊急時の対応時間等も考慮したほうがよいでしょう。商品によっては，対応力より価格を優先してよいと思いますが，特殊な材料に関しては，いざというときの安定供給・搬送スピードが重要となります。これは，病院と卸業者の信頼関係ばかりでなく，病院と患者の信頼関係（治療の結果）に直結する問題であることと捉え，日頃から考慮しておくことが必要です。

(2) 購入の流れ

医療機関には，毎日のように材料が運び込まれています。これらは医療機関からの発注に応じて卸売業者から配送されたものです。

購入の手配は，大規模病院では中央材料部，用度課，資材課などが専門の仕事として行っ

図表6　発注方式のパターン

	定量	
回転の早い品目が適している		長期的には過剰・過少在庫になる
不定期		定期
在庫量にばらつきが出る		発注から入荷までの迅速さが必要
	不定量	

ています。小規模医療機関では，看護部などが兼任することもあります。大病院では毎日，中小病院では週に1日といったペースで注文がかけられます。納品を受けると担当部門が搬入されたものをストックし，場合によっては用途に応じてセット化します。

なお，配送は一般的には卸売業者が行いますが，コスト削減のため，病院の職員が引き取りに行く医療機関もあります。

(3) 発注方式の違い

発注方式については，発注のタイミング（定期 or 不定期），発注量（定量 or 不定量）の組合せによって，4つのパターンに分けられます（図表6）。

「**定期定量発注方式**」は，一定のタイミングで使用される薬剤・材料に適しており，発注処理の簡素化や納品処理の迅速化というメリットがあります。しかし，長期的には在庫の過剰・過少を招く恐れがありますので，定期的な使用量の確認が必要となります。

「**定期不定量発注方式**」は，定期的に在庫量を確認して，必要と判断される量を発注する方式です。この方式の場合，定期の発注日には在庫が僅少になっている可能性があるため，発注から入荷までが迅速に行われる必要があります。

「**不定期定量発注方式**」は，決められた数量まで減った時点で定量を発注する方式で，回転の早い品目が適しています。

オーダリングシステムの普及により，オーダー数から数量が把握でき，迅速な発注が可能になっています。しかし，上記で言う「不定期不定量発注方式」で，薬剤・材料を使うたびに発注していては，手間とコストが莫大になります。どれだけの量が必要かを予測・判断して，どのタイミングで購入するかが，マネジメントのポイントとなります。

> **補足解説　オーダリングシステム**
> 医師や看護師など医療従事者が各部署で発生した注文データを直接入力する病院情報システムのことです。データを迅速かつ正確に伝達でき，蓄積されたデータの統計処理を行うなど幅広く活用できます。

(4) 複数の医療機関による共同購入

通常，材料は単独の医療機関による交渉・購入で完結していますが，複数の医療機関が共同でメーカーや卸売業者に交渉する共同購入という方式もあります。

複数の医療機関による購入では，単独の医療機関と比べて購買量が多くなります。そのため，その購買量を背景に，価格交渉をしやすくなるといったメリットがあります。国立病院機構や厚生農業協同組合連合会といったグループ病院などの医療機関では，よく共同購入が実施されています。

ただし，共同で購入するには，採用品目を統一しなければなりませんので，自院の診療科や共同購入を行う医療機関との交渉や検討が必要となります。

3. コンピュータ・コード管理の仕組み

在庫管理については，小規模医療機関であれば，手作業で把握することも可能ですが，規模が大きくなれば，多忙な医療現場への負担が大きくなりますし，ミスも出やすくなります。そこで，人的負担の軽減，管理のしやすさなどから，近年，薬剤や材料に付けられたコードによるコンピュータ管理が進んでい

ます。以下ではコードの種類や管理の仕組みについて解説します。

(1) 材料のコード

① **JAN（Japanese Article Number）コード**：日本工業規格（JIS）が制定しているバーコードで，アメリカやヨーロッパ等各国と互換性のある国際的規格コードです。流通情報システムの根幹を成し，受発注システム，棚卸し，在庫管理システムなどに応用されています。バーコードの下に記載されています。

② **GS1-128**：100以上の国と地域が加盟する商品コード・バーコードの国際標準化機関GS1によるヘルスケア業界の標準バーコードです。

③ **メディエコード**：メディエ株式会社が独自に開発した医療材料製品の情報を収載したコードです。ディスポーザブル製品を中心に，2014年1月現在で約96万件が登録されています。

④ **レセプト電算処理コード**：レセプト請求を電算化するために，厚生労働省が示す統一コード（9桁）です。

医療機器の業界団体である日本医療機器関係団体協議会（現・日本医療機器産業連合会）は，1998年4月に，「業界統一商品コードとしてJANコードを，医療機器への印刷表示としてGS1-128バーコードを採用する」としています。

バーコードの例を，**図表7**で示します。

＊　　　　＊　　　　＊

また，これらとは別に医療機関が独自に発番したコードやSPD業者（SPDについては後述）がもっているコードなどもあります。

(2) 医療用バーコードのシステム

このように様々なコードがあり，以前はメーカー，業者，医療機関で標準化がされていませんでした。そのため，業務処理や在庫の管理のための人的作業が膨大になっていまし

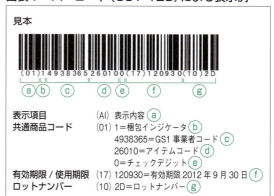

図表7　バーコード（GS1-128）による表示例

（流通システム開発センターHP）

た。厚生労働省は電子媒体による診療録等の保存を進めており，統一コードの設定が必須となりました。そのため，材料については，日本医療機器関係団体協議会が1999年3月に，材料の標準化仕様について「医療材料商品コード・バーコード標準化ガイドライン」にまとめました。

(3) コードによる管理システム

バーコードを代表とするコードにより，在庫の把握・管理が容易になります。

例えば，バーコード管理を採用すれば，開封するたびにバーコードリーダーに読み込ませ，一定数より在庫が少なくなると自動発注するといった仕組みがつくれます（不定期定量発注方式）。そうすることで，「いつ，誰が，何を」使ったかがわかるようになり，診療科ごとのデータなどさらに詳細なデータを把握できるようになります。

(4) マスターの整備

これらのコードやバーコードで得られたデータを集約して活かすには，マスターの整備が必要です。マスターとは，医療機関内のデータベースなどで，診療を遂行する際に必要となる基礎情報となるデータや，それらを集約したファイルなどのことを指します。

これらのマスターは多岐にわたります。例えば，財団法人医療情報システム開発センタ

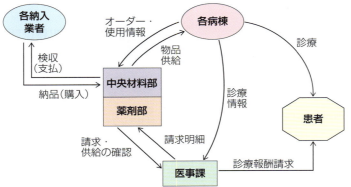

図表8　物品と情報の流れ

（行本百合子「医療材料マネジメントサイクルの基礎」より改変、『医療材料マネジメントで病院を変える』じほう）

ー（MEDIS-DC）が提供しているマスターには，病名マスター，手術・処置マスター，医療機器データベース，レセプト電算処理用システムコード（診療行為マスター，特定保険医療材料マスターなど）などがあります。

MEDISの医療機器データベースを用いた場合，特定保険医療材料名から償還価格，医事コード，医事名称がわかるだけでなく，複数の材料が一体化されている複合品の場合は，それぞれの償還価格の合計値が自動計算できます。そのため，診療報酬請求事務に役立ちます。

それぞれのマスターと電子カルテなどを紐づけして連動させることで，発注・購入・納品・オーダー・搬送・使用・請求といった流れがスムーズになります。物品と情報の流れの概要については，図表8で示します。

> **補足解説** バーコード管理と医療機関の実情
>
> 　医療機関では，医療材料のバーコードを利用して，管理を行っています。
> 　医療機関に物品が搬入された際，このバーコードを読み込むと，入庫先が登録されると同時に発注書データと照合され，システム内にプールされます。この際，上記にあるような多岐にわたる情報を独自のバーコードに変換し，ダブルで材料の流れを管理している施設もあります。
> 　材料は使用された時点でバーコードが読み取られ（またはシールやカード処理の場合もあり），システムに送信されます。このデータは用度課や医事課へも送信されるほか，レセプト電算システムへ転換され，各種請求や施設の支出データとして管理されます。
> 　しかしながら，病院自体が電子化されていない施設も多く，バーコードを活用している施設も少ないのが現状です。
> 　また，電子カルテやオーダリングシステムを採用していたとしても，バーコード等による管理システムには別途投資が必要です。契約する物流会社（SPDなど）によっては機器の入替えが必要となる場合があるなど，導入・調整になかなか踏み切れない現状もあります。よって，SPDの導入やマスターの管理・構築には，組織内における導入目的の明確化が必要となります（SPDについては後述）。

4. 在庫管理・院内物流システム

それでは，在庫管理や院内物流はどのように進めていったらよいでしょうか。

在庫管理は，院内のどこにどれだけの薬剤・材料が存在しているのかを把握することです。しかし，時々刻々と使用され，納品される在庫量を把握するのは容易ではありません。在庫管理を含めて，発注から入庫検品，出庫，病院内外の流通，各部署からの請求情報を管理して，物品の流れを一元管理するの

が物流管理です。在庫管理と院内物流の管理はつながっているのです。在庫管理と物流管理を担当するのは，購入を担当する部署でもあるケースが一般的です。これらを外部委託する方式もあり，SPD方式とも呼ばれています。

(1) 院内における流通・管理システム

実際のところ，まだ多くの病院ではカードや請求伝票，材料に添付されたシール等を活用して，手書き作業も加えながら管理が行われています。

この場合，まず伝票による発注を用度課が集計し，各取引卸へ発注されます。入荷した材料は，用度課の検品を経て各部署へ納品されます。

手術室や検査室等は，ある程度選定された卸業者と連携し，発注・請求納品を行うことで定数管理や期限切れ防止に努めています。各現場からの使用実績報告や保険請求に関する伝票は，診療科等に合わせて複数のルートを設定して運用されています。

手書きの場合，転記ミスや俗名記載が原因で，情報がうまく伝達されない問題があります。施設内における材料管理は多岐にわたり，管理する人の職種も，管理に対する意識・知識レベルも様々です。

すべての管理を決められたコードで標準化し，システム化を図るには，組織としての目的の明確化，病院内の様々な垣根を越えた業務連携が必要になってきます。

(2) 理論上の在庫数と実在庫数の食い違い

バーコードなどを用いた管理を行っていても，理論上の在庫数と実際の在庫数が合わないことがあります。こうした食い違いが生じるのは，主に以下のような原因が考えられます。

①入庫時のデータの入力もれ
②実施（使用）したにもかかわらず，入力していなかった入力もれ
③破損，破棄，開封後の使用中止など，イレギュラーな消費となった場合の記録（入力）もれ
④棚卸時のカウント誤り

入力もれは手術室や救急など，緊急出庫が必要な部署で多くなる傾向があります。電子化を進めても，入庫時，出庫時，使用時など，人の手が加わる際のミスは免れません。定期的な棚卸による実数の確認は必須です。棚卸の間隔が長すぎると，運用誤差の蓄積が拡大して，ミス発生の原因をつきとめ改善することも困難になります。

また，同一製品の場合，院内の総数は把握できても，どこにどのくらいあるのかがわからないケースもあります。その場合，1品目ごとのコードを管理することで把握できるようになり，詳細なマネジメントがしやすくなります。

(3) 物品の供給方式

供給方式には，物流量が多い順に**カート交換方式**，**トレー交換方式**，**使用量補充方式**があります。

カート交換方式は，中央材料部などから必要な物品を補充したカート（**図表9**）を運び，診療現場でカートごと交換する方式です。一括交換が可能なため，ルーチンで大量の物品が必要な場合に役立ちます。診療現場の保管

図表9　カートの例

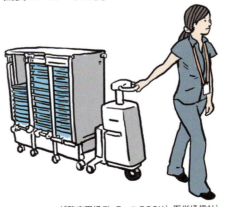

（『臨床現場ディテールBOOK』医学通信社）

図表10　SPDフローの例

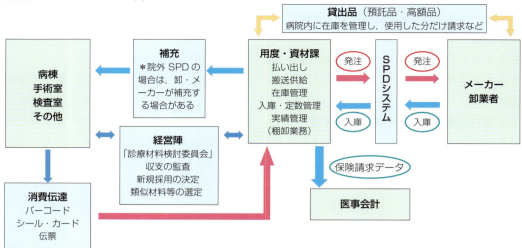

場所を減らすことができ，現場での補充作業も軽減できます。

トレー交換方式は，カートで搬送後，カートのトレーだけを交換する方式です。未使用在庫が多い場合や，補充が必要な品目数が少ない場合に適しています。

使用量補充方式は，それぞれの診療現場で使用した物品だけを補充する方式です。理論上，未使用の物品は出ない扱いですので，物流量は最も少なくて済みます。物品の衛生管理上も望ましいのですが，コンピュータ化による厳密な物品管理と確実な供給が必要です。

術式別のセット供給方式という方法もあります。術式により，使用する物品はだいたい共通しているので，あらかじめ術式単位でセット化した物品を供給する方式です。流通量が減らせるメリットがあります。セット化の導入を検討する場合は，手術件数が多い術式，夜間緊急が多い術式などから取り組むと，効率がよいと思われます。セット化を外注するというやり方もありますが，コストが高くなりますので，セット化にかかる人件費との兼ね合いで判断します。

(4) サテライトによる在庫管理・物流管理

在庫の保管場所ですが，ある程度の規模以上の病院では一括管理し，手術室，外来処置室，ナースステーションといった診療現場には，必要最小限の物品しか保管しておかないのが一般的です。

(5) SPDシステム

SPD（Supply Processing and Distribution）とは，元々は，アメリカの医療コンサルタントのゴードン・フリーセン氏が病院の物流効率化策として，「院内流通物品の管理供給と一元化構想プラン」として提唱した概念です。この概念は現在，「医療材料などの物品・物流を包括的に管理する業務」「医療材料の調達・売買を含む外部委託業務」など，様々に解釈されています。

運用方式としては，供給・購入・管理を院内で行うかSPD業者が行うかによって様々なパターンがあります。例えば，供給と購入は院内で行い，管理はSPD業者が行う方式では，院内に保管された物品をSPD業者が管理し，院内で供給されます（**図表10**）。院外供給の場合は，SPD業者の院外物流センターから直接，院内の各部署に物品が配置されます。

外部委託することで，在庫管理がよくなる（過剰・過少・期限切れの防止）ことや材料

価格を安くするといったメリットが期待できます。

SPDを導入する場合は，導入の目的を経営者が明確にすることから始まります。SPDを導入するためのシステム購入や維持費，バーコードリーダーやカードの使い方など，材料価格以外でも数社を比較検討し，自院の目標に合った業者を選ぶことが必要です。

導入にあたっては，病院側で，使用している材料の把握，年間購入量，部署別の消費把握などの作業を行い，医師や看護師などにSPDの重要性を理解してもらい，使用材料の絞り込みや供給量の設定などを行い，運用を始めることになります。

しかし，SPD方式による在庫・流通状況について病院側で管理・分析できなければ，単なる労務委託になり，経営改善には役立たない可能性もあります。在庫確認を含めてSPD業者に委託している場合もありますが，病院所有の物品の量と使用期限については，病院側で確認する必要があります。

また，SPD方式は基本的に材料の物流管理について行われていますが，薬剤についてもSPD方式で取り組む場合もあります。1社一括購入により，医薬品の供給と物流管理を行ったことで，医薬品の契約単価の減額，薬剤師・看護師の業務軽減，廃棄薬品の減少などが見込めるといった利点が挙げられます。材料と一括管理するという方式もあり，医薬品についてもSPD方式が広がっています。

5．コスト管理

適切な在庫管理・物流管理は，コスト管理にもつながります。無駄なものを発生させないこと，無駄なものを省いていくことがコストの削減に役立ちます。

(1) 在庫管理の徹底

まず，余剰在庫・期限切れの在庫をもたないことが基本です。余剰在庫の増加は保管場所の拡大を招き，期限切れ在庫の増加にもつながります。

納品時の物品の配置にも気を配る必要があります。古い物品ほど奥に行って目が届かなくなり，そのまま期限切れになってしまえば，その分が無駄になってしまいます。使用期限が近いものほど手前に配置し，一覧性が高くなるようにします。

一方，在庫が僅少になり，急配便を手配することになると，その分のコストが上乗せされます。また，在庫が少なければ在庫維持コストは最小になりますが，その分発注の頻度が増えるため，発注コストが増加します。後述の「使用物品の標準化」とも関係しますが，品目は少なく，在庫は適正に保つことが大切です。

発注量やタイミングについては，勘や経験に頼っている医療機関も少なからずあると思われます。しかし，それでは在庫の種類や数量が増加する傾向があります。その原因は，①在庫切れを恐れた結果の余剰在庫，②新規物品の使用予測の外れ，③発注から納品までの期間の不明確さ――などが挙げられます。

それを防ぐには，在庫の変動を見ていかなければなりません。過去のデータから在庫回転率や在庫回転期間を割りだし，在庫の減りを予測する必要があります。その予測を踏まえて，発注から納品までのタイムラグも考慮のうえ，「この数量になったら発注する」というライン（発注点）を設定しておく必要があります。

また，物品の採用時から状況が変わり，使用量が増減することがあります。例えば，採用時は1本で十分という見込みだったのが，実際に使用すると2本でないと足りないといった場合，その部署のみで変更を決めると，そのままコストが増えます。しかし，医療材料委員会などに変更理由を申告して検討することで，コスト増が防げる可能性もあります。

変更がある場合は，必ず報告する体制を整えましょう。

（2）使用物品の標準化

物品の種類が多いと，発注・購入・在庫管理・物流管理・使用管理など，すべてにおいて煩雑になります。そのため，採用品目の絞り込みは，コスト削減の有効な手段となります。

医薬品も材料も，まずは同種同効品を明らかにして，そのなかから統一する品目の候補を挙げることになります。特に材料の場合，医療機器だけで約 30 万種あり，そのほかの衛生材料なども多数あります。例えば，医療用手袋だけでも複数品目採用している場合があります。これらはそれぞれの部署で用途別に採用しているものですが，品目数を絞り込めないか検討の余地があります。

この標準化の検討に当たっては，中央材料部や薬剤部など物品を管理する部署などから，医師や看護師に提案する流れとなります。採用品目の選定は，特に医師の意向が強くなるものですので，そこはデータに基づく交渉が必要になります。また，医薬品については，安価な後発医薬品への移行も検討事項となります。

しかしながら，人命と向き合う医師や看護師・メディカルスタッフの声を無視した価格優先の交渉は，手術・処置の成功や良い成果には必ずしも直結しないことを心に留めておかなければなりません。安全で操作性が良く，良い成果を得られる材料であることを前提として，交渉を進めていくのがよいでしょう。

院内の意思が統一できれば，メーカーなどに対して採用品目の切替えや置換えを前提に，価格交渉を行います。交渉が成立して，実際に品目を減らしてからは，定期的に実態調査を行って，どのような効果があったかを確認していきます。

6. 請求もれ対策

こうした在庫管理・物流管理への取組みによって，材料の請求もれを減らせるポイントがありますので，ご紹介します。

①高額・使用頻度が高い品目を中心とした管理

材料の種類は多数ありますが，実際に採用されている材料のうち，使用頻度が高いまたは高額である少数の品目が高い売上を占めています。そこで，それらの品目については重点的に在庫の棚卸を行うことで，効率よく請求もれを防ぐことができます。

②製品情報の共有

新しい材料や検査機器などを購入したときには，それがどのような手技で用いられるものか，といった情報を医事課に知らせる仕組みが必要です。使用していても，情報が伝わっていなければ，伝票の記載もれ，バーコードのチェックもれがあった場合，請求もれの原因となります。診療材料選定委員会等があれば，これを活用し，情報共有を図ることが望ましいでしょう。

③中央材料部などを通じた材料の購入

医師が勝手にメーカーに連絡して材料を購入すると，伝票が回ってきた際に確認するだけで時間がかかり，場合によっては請求できないといった問題が生じる可能性があります。そのため，必ず中央材料部など管理部門を通じて購入するようにします。

④部署内にも担当者を置く

各部署にも材料の採用管理担当者を置くことが理想です。一元管理をしていないと，院内がモノで溢れかえっていきます。

⑤材料の更新・登録を中央材料部などに一任

材料マスターを利用している場合，材料の更新・新規登録などはすべて中央材料部などに一任すれば，一括管理ができ，もれを防げます。

⑥特定保険医療材料とその他の医療材料の区別

保険請求が可能な特定保険医療材料とその他の医療材料は，見分けがつくようにラベルを貼るなどの工夫をすると，請求もれの防止に役立ちます。特に手術室，血管造影室など，特定保険医療材料の使用頻度が高い部署では注意が必要です。

⑦特定保険医療材料の使用量に合わせた供給

特定保険医療材料や高額なその他の医療材料については，「いつ，誰に，どれだけ」必要かという情報を受けてから供給することが理想とされています。

特にこれらの材料の場合，緊急に必要を迫られるケースもあることから，発注から納品までのルート・日数を把握しておくことが必要です。場合によっては，利益を薄くしても最短で納品できる卸業者の連携も考えなければなりません。メーカー・卸業者と良い関係を築き，協力が得られるような情報共有が必要です。

7．エンドユーザー（最終使用者）は誰か？

コスト管理や定数管理は，病院の経営実績を大きく左右することは言うまでもありません。無駄をなくし，よりよい物をより安く仕入れ，運営を成り立たせていくことが大切です。

では，そんな材料のユーザーは誰でしょうか。使用しているのは医師や看護師や検査技師や臨床検査技師などであることは間違いありません。しかし，その材料で処置や手術を受けるのは患者です。

以前，「安いから」という理由で勧められた大腸内視鏡の検査着がありました。スタッフが試着してみると，かなり透けてしまうことが発覚し，プライバシーの問題があるとして，採用前に却下したことがあります。こうした経験をすると，患者が使用するものであるが，そのほとんどは患者に選択権が与えられていないことに気がつきます。

患者が病院に求めるものはより良いサービスと医療の成果であり，これが患者満足度につながり，信頼関係の基礎となります。だからこそ，医療者は単に価格や個人の好みではなく，患者の代行として確かなものを選び，これを使う技術を習得しなければなりません。

そして，自分の病院が，患者やその家族の信頼を得て，その地域に存在し続けるために，医療機器や材料の適切な管理・運営を目指していくことが，医療者に課せられたミッションです。我々もまたエンドユーザーであることを忘れてはなりません。

事例編

材料は医業費用の約10％を占める。そのため，保険請求できる材料に対して適正な請求をすることが病院経営にとって大きな課題となる。しかし，多くの医療機関では最適な請求ができていないと考えられる。なぜ診療報酬に反映されない材料が発生するのだろうか。材料の購入から診療報酬に変わるまでの手順のどこかに異常が発生する原因が潜んでいるのである。その原因に速やかに対処して，異常の発生を抑えて最適な診療報酬の請求につなげるには，流れをよりよく調節するマネジメントが必要となる。

本稿では，最適な請求につなげる9例のマネジメントを紹介する。参考にしていただければ幸いである。

事例1　"臨時購入" のマネジメント
～手順と担当者への連絡を徹底する～

医療材料は，基本的に院内の診療材料委員会などで承認されたものが購入・使用される。しかし，診療に際し，**必要に応じて臨時購入することもあり，それが医事課に伝わらずに請求もれになっているケースが多い**。例えば，このような例がある。

> 画像診断室の看護師より以下の電話連絡があった。
> 「今回，臨時購入した材料を使用した。腎瘻用セットのカテーテルのみを使用している。造設用セットで算定をしておいて，カテーテルのみの金額を確認し，後日，差額を患者に還付しておいてほしい」

電話を受けた医事課職員は会計担当ではなく，よく理解できなかったので，会計担当にそのまま伝えた。会計担当が診療現場に出向いて医師と看護師に電話内容を確認したところ，以下のような話だった。

泌尿器科で腎瘻用カテーテルの交換が必要となった症例に対して，**腎瘻用カテーテル交換用セット**（図表11・左）の購入実績がなかったため，医師が直接，業者に依頼して臨時購入した。しかし，材料が納入されても，材料を担当する部署を経ておらず，購入実績もないため，オーダー登録するためのマスタ

図表11　腎瘻用カテーテル交換用セット（左）と腎瘻用カテーテル造設用セット（右）

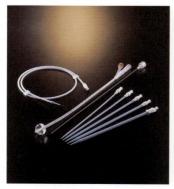
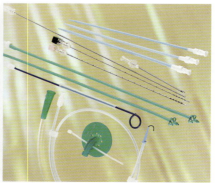

（写真提供：クリエートメディック株式会社）

2 材料マネジメント術（事例編）

図表12　新規登録品の処理手順例

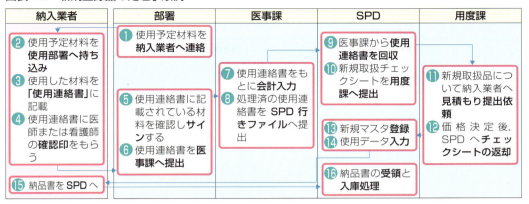

が設定されていなかった。そのため，医師は従来から使用している**腎瘻用カテーテル造設用セット**（図表11・右）でオーダーを登録し，診察と治療を実施し，会計も終了した。

事情が呑み込めたので，会計担当は新たに腎瘻用カテーテル交換用セットのマスタを登録，会計データを修正して，患者に対し差額還付の連絡を行った。

この診療行為は，緊急ではなく，当初から予定されていたものであった。医師も材料購入手順（図表12）の原則は知っていた。あらかじめ手順どおりに医事課や用度課の材料担当者に連絡をしていれば，患者に誤った請求をすることはなかったし，修正のために複数の職員に大きな手間が発生することもなかった。

医師から業者に直接発注が可能な医療機関では，このような事例が多発しているので要注意である。

医事課からは再発防止策として，①**通常手順を守ること，②緊急やむを得ない発注が生じた場合は，発注する医師が責任をもって，納入業者に対し，納品前に必ず用度課の材料担当者に連絡を入れるよう伝えること**——の徹底を材料委員会にお願いした。

【その他の対応策】
・手術手技や医療材料を正確に請求するため，手術室に入力担当を配置する。
・業者に依頼し，医事スタッフのための医療材料に関する勉強会を実施する。
・医師が医療材料を業者に直接発注した場合，用度課に渡る納入伝票のコピーを，医事課にも渡す。

"材料の算定ルールを周知"するマネジメント
～電子カルテのポップアップ機能を活用～

医療材料を使用する際の条件は，以下の例に示すように多岐にわたる。医療現場がすべてを理解して診療にあたるのは不可能だ。とはいえ，医療材料の使用のつど，請求条件等のルールを医事課から伝達することも困難である。

そこで，適切な算定を行うために有効な，ちょっとした工夫があるので紹介する。

【材料の請求条件の例】
■**胸部大動脈ステントグラフト（メイン部分）**
〔146(3)〕
イ　胸部大動脈用ステントグラフトは，1回の手術に対し1個を限度として算定できる。なお，以下の場合には1回の手術に対して2個を限度として算定して差し支えない。

17

図表13　ポップアップの画面イメージ

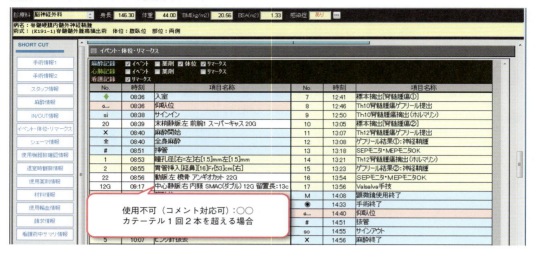

ただし，算定に当たっては診療報酬明細書の摘要欄に複数個の当該材料による治療が適応となる旨を記載する。（以下省略）
■**交換用胃瘻カテーテル（バンパー型）**〔037(1)〕
イ　バンパー型の交換用胃瘻カテーテルは，4か月に1回を限度として算定できる。
■**体外式連続心拍出量測定用センサー**（006）
　1人の患者について，体外式連続心拍出量測定用センサーとサーモダイリューション用カテーテル又は循環機能評価用動脈カテーテルを同時に使用した場合はいずれか主たるもののみ算定する。
■**合成吸収性癒着防止材**（100）
　女子性器手術後の卵管及び卵管采の通過・開存性の維持以外の目的で使用した場合には，シート型は373.38cm²を限度として，スプレー型は9.4mLを限度として算定できる。

　医療者は，材料を使用したあとに，電子カルテで「実施登録」を行うが，この「**実施登録**」の画面に，ポップアップ機能（コメント用の小さなウィンドウを開く）を活用して，**算定ルールを表示**するのである（図表13）。

　実施登録を行うのは，すでに材料が使用されたあとではあるが，医療従事者にも診療報酬上のルールが常に見える状態にしておくことで，少しずつ記憶に残り，次回以降の治療に活きてくる。

　算定ルールを電子カルテ上で見ることができれば，症状詳記の記述作業にも便利である。使用限度を超過して使用した場合，請求レセプトに症状詳記が必要となるが，ポップアップで上限数などを表示させておけば，そのつど詳記の準備ができる。レセプトを作成する月末になってから，月初めに使用した医療材料の使用理由を記述するように求められると，カルテを見直す必要が生じるなど時間がかかるため，医師は嫌がる。ポップアップが出たら，その場で詳記を書き込むという流れを習慣化させる。そうすれば効率的で，総合的に見れば，医師と医事の労力を少なからず軽減させることになる。

　なお，これはすべての医療材料について実施するのではなく，①新規で採用されたもの，②高額なもの，③査定が多いもの――に限定して，「コメントが必要」などと表示するように設定するのがよいと考える。

[2] 材料マネジメント術（事例編）

"請求できない医療材料"の最適化マネジメント
～不必要・過剰をチェック～

診療報酬として請求できない（手技料に包括される）医療材料の使用量が多くなればなるほど，医療機関の持ち出しが増えてしまう。**必要なものはきちんと提供されなくてはならないが，「不必要な使用」「過剰な使用」を防ぐマネジメント**が必要だ。

具体例を見てみよう。

【在宅療養指導管理料】（抜粋）
C101　在宅自己注射指導管理料
C150　血糖自己測定器加算
　1　月20回以上測定する場合　　400点
　2　月40回以上測定する場合　　580点
　3　月60回以上測定する場合　　860点

インスリンを自己注射する場合に算定するC101在宅自己注射指導管理料では，血糖の自己測定についてC150血糖自己測定器加算が算定できる。

血糖測定を毎日2回ずつ実施している場合には「月60回以上」の実施となるため，上記の加算区分の「3」を月に1回，つまり860点を算定することになる。この場合，**医療機関としては血糖測定にかかわる医療材料費を8600円以内に収めることが理想的**である。では，実際はどうだろう。医療機関が患者に対して提供すべきものは，血糖測定用試験紙と消毒綿である。

【納入価格例】
血糖測定機用試験紙　　A社　25枚1箱
　　　　　　　　　　　　　　　　1,710円
殺菌・消毒綿（60包入）　B社　1箱　298円

血糖測定60回分に対し，試験紙3箱と消毒綿2箱を提供した場合，（1,710円×3箱＋298円×2箱）であるため，5,726円の費用が発生する。通常の提供量であれば，加算区分「3」の860点で十分に賄える。

しかし，医師や看護師にコスト意識が低い場合，下記のような事例が発生することがある。実際のやりとりを紹介する。

> **事務職員**「○○先生，試験紙と消毒綿がたくさんオーダーされていますが，血糖自己測定器加算は『月20回以上』の区分で指示をされています。間違いないでしょうか」
> **医師**「その患者さんは不安になると，こちらの指示以上に血糖測定を行ってしまうから，試験紙と消毒綿がすぐになくなってしまうんだ。再度，配布するのが面倒なのでたくさん手渡しているよ」

医師は，療養上不必要と判断できる医療材料や衛生材料まで提供する義務はない。療養担当規則でも，診療は「必要があると認められる場合に行う」とされている。

このケースでは，医師は過剰な測定をやめるよう指導すべきで，不必要な医療材料や衛生材料の提供を行ってはならないのである。

レセプトに表記される医療材料であれば，過剰として査定されることにより是正される。しかし，**レセプトに表記されない医療材料や衛生材料については指摘を受ける機会がない**。問題として認識されず，医療機関は不要なコストを重ね続けることになる。**医事課で「チェックの機会」を設ける**ことが過量投与を防ぐマネジメントとなる。

事例では，医事の請求担当者が気付いて上司と相談のうえ問題提起し，医師と協議を重ねて「血糖測定指示回数を超えた給付はしない」と合意することができた。また，医局会でも報告を行い，病院全体で不必要で無駄な医療材料の提供をやめることができた。レセプト請求されない医療材料に対しても医事職員が目を向けたことにより，不要なコストに対する改善ができた一例となった。

事例4 "大量使用する部門"へのマネジメント
～手術室に請求業務専門クラークを配置～

　病院のなかでは，様々な場所で物品が使用されている。なかでも，手術室は使用する種類が多く，また高額な医療材料や薬剤を多種多様に使用している。その**手術室からの使用情報が正しく医事課に伝達されなければ，請求もれや請求誤りとなる。そのためのマネジメントとなるのが，手術室への請求業務専門クラークの配置**である。

　多くの医療機関では，手術実施後に，請求用伝票が作成され，それが各診療科の会計担当者に回って，手術手技料や医療材料，薬剤が医事請求システムに入力されている。しかし，請求伝票への転記には必ず記載ミスなどが伴う。入力時に疑問点があれば，各会計担当者が手術室の看護師に確認を行うが，その手術を担当した看護師でないとわからないことも多い。問合せするほうも受けるほうも手間となる。手術室が多数あり，1日に50症例を超える手術を行う大病院であれば，なおさらである。

　ある病院では，双方の手間を少なくするには何が良い方法かを考え，手術室に診療報酬に精通した職員を配置して伝票を作成することを試行した。すると，手術室と医事課とのやりとりがスムーズになった。

　算定時の問合せにかかる診療側と事務側の労力が解消されただけでなく，医師や看護師が手術に関する診療報酬について疑問をもったときも，すぐに確認可能となった。結果として，事務職員の配置後に手術件数が増加したにもかかわらず，診療報酬請求の査定件数は少なくなった。病院の経営にとって大きなプラスに働いていることが，数字にも表れたということになる。

【導入医療機関での改善効果】
1　手術伝票の作成が看護師から事務職員に移行したため，看護師の負担軽減につながり本来の業務に充てる時間が増えた。
2　診療報酬を請求できる薬剤・材料の分別が可能な事務職員が伝票作成支援を行うことで，記載不備が減少した。
3　医師と事務職員がその場で算定する術式を確認して決定できるため，術式の問合せが大幅に減少し，医療従事者と事務双方の負担軽減となった。
4　使用した薬剤・医療材料を看護師と事務職員がダブルチェックすることで，請求もれや誤りが減少した。高額薬剤は医事課の請求と薬剤部・手術部の使用実績とを突合しているが，ダブルチェック導入前と比べ不一致件数が大きく減少した。

事例5 "手術医療機器等加算"のマネジメント
～請求できなかった数量・総額を集計～

　手術に使用した保険請求できる医療材料は，①商品ごとに請求するものと，②ある特定の手術に使用した場合にその手術の加算点数として請求できるもの――に分けられる。

　②は手術医療機器等加算と呼ばれるものである。しかし同加算は，無条件で算定が認められているわけではなく，術式や使用個数に制限がある（図表14）。つまり，算定が認められていない手術で使用したり，算定上限を超えて使用したりした場合には，請求できずに病院の持ち出しとなってしまう。

　医療機関としては，可能な限り，こうした使用をマネジメントする必要がある。

自動縫合器の過量使用の防止マネジメント

[2] 材料マネジメント術（事例編）

　手術医療機器等加算の代表的な項目の一つが，K936 自動縫合器加算である。自動縫合器の普及により，より安全にスピーディに手術ができるようになったが，請求においては，特に注意が必要なものでもある。

　まず，保険請求が認められていない手術に対して自動縫合器を使用している場合は，医師に伝えて改善を求める必要がある。例えば，**月間使用量のうち，請求できなかった医療機器の数量や総額を集計し，その集計結果を各診療科の管理職に報告して使用理由を精査している医療機関もある。**

　医師には耳の痛い話かもしれないが，適切な診療を行い病院経営に寄与するためには，保険診療のルール遵守は必須であると考える。保険診療委員会等で，医療材料使用のルールの徹底適用を図ることにより，医療従事者の保険診療に対する理解が深まり，無駄な経費を抑える効果が期待できるのである。

　とはいえ，患者を安全に治療することが病院にとっては重要課題である。ときには，限度を超えて使用することにより治療に絶大な効果をもたらすこともある。保険適用の範囲外をすべて「使用禁止」として排除するのではなく，必要に応じて使用できるよう柔軟な運用上のマネジメントも必要だろう。

その他の手術医療機器等加算の注意点

K930　脊髄誘発電位測定等加算
　1　脳，脊椎，脊髄又は大動脈瘤の手術に用いた場合

　脊髄誘発電位測定等加算は，脳や大動脈瘤の全症例で算定できるように思えるが，実際には，大動脈瘤の手術では K560 大動脈瘤切除術でのみ請求可能で，K561 ステントグラフト内挿術には加算が認められていない。

【脊髄誘発電位測定等加算】（通知の抜粋）
　(2)「1」に規定する脳，脊椎，脊髄又は大動脈瘤の手術とは，K116 から K118 まで，K128 から K136 まで，K138，K139，

図表 14　自動縫合器の算定限度個数（抜粋）

手術コード	手術名	請求上限
K511	肺切除術	4個
K513	胸腔鏡下肺切除術	4個
K514	肺悪性腫瘍手術	6個

図表 15　麻酔記録への記載

12	13:08	ゲフリール結果①：神経鞘腫
13	13:18	SEP モニタ・MEP モニタ OK
14	13:21	Th12 脊髄腫瘍摘出（ホルマリン）
15	13:23	ゲフリール結果②：神経鞘腫
16	13:54	SEP モニタ・MEP モニタ OK
30　17	13:56	Valsalva 手技
M	14:08	顕微鏡使用終了
●	14:33	手術終了
⌒	14:40	仰臥位
#	14:51	抜管
so	14:55	サインアウト
×	14:56	麻酔終了
全	14:56	全身麻酔終了
◆	14:56	退室

K142 から K142-3 まで，K151-2, K154, K154-2, K159, K160-2, K169, K170, K172, K175 から K178-3 まで，K181, K183 から K190-2 まで，K191, K192, K457, K458, K560, K609 及び K609-2 に掲げる手術をいう。

　多くの医療機関の**手術伝票**には，「**MEP**[※1]**使用」という項目が用意されている。そこにチェックがあるかどうかで，脊髄誘発電位測定の有無を確認し，事務担当者が算定可否を判断して算定を行うのが望ましい。**なぜなら，執刀医や手術室の看護師が，加算を算定できる手術を正確に把握しているとは限らないからである。算定できる手術の実施件数が少ない医療機関では，事務担当者が麻酔記録で「MEP モニタ」「SEP[※2] モニタ」の記載を確認して算定している（図表 15）。

　算定もれを防止するのであれば，医療行為を実施する現場からもれなく適正に情報伝達を行い，算定の可否を算定ルールに基づいて事務で判断することがよいだろう。

※1　運動誘発電位（motor evoked potential：MEP）
※2　体性感覚誘発電位（somatosensory evoked potentials：SEP）

"手術室で使用する医療材料"の確認マネジメント
〜EFファイルを活用〜

手術室で使用される医療材料の請求もれと誤りをマネジメントするため，ある医療機関では**物流管理を行う部署が，患者別に使用した医療材料とDPC調査提出用のEFファイルを突合**させている。

【突合調査手順】
①物流管理にて取り扱う各医療材料に対して基金コード（電子レセプトのマスタ）をつける。
②患者ID，使用日，基金コードで物流管理とEFファイルのデータを紐づけ，不一致を探し出す。
③その結果を医事会計担当者に配布して，不一致の原因の調査と以後の不備対策を行う（図表16）（図表17）。
※当レセプトデータは請求が終わっている分を使用。

この調査は日常業務の合間を縫って行うため，不一致データ抽出から調査結果報告まで約1カ月を要する。診療報酬は請求済みであるため，将来の請求もれ防止に反映させている状態である。今後のさらなる取組みとしては，不一致データの抽出をできる限り機械的に出力させ，レセプト提出前に調査を終えて請求に反映させる手順を検討している。

【理想的なスケジュール】
①毎月2日に物流管理データとEFファイルを作成
②システムで突合調査を実施，不一致データを抽出
③毎月4日に不一致データを各会計担当者へ配布
④不一致データの原因を確認，適正な請求内容に修正
⑤不一致データの原因と対応した結果を集約
⑥⑤の事例を手術室と医事で共有して改善に取り組む

これまでの調査で最も多い不一致の原因は，保険請求可能な材料と請求できない衛生材料などが一緒になった材料セットの請求もれである。会計担当者の見落としだが，「手術材料使用連絡書」に問題があると考えられたため，書式の変更を実施したところ，算定誤りが減少した。

図表16　材料突合結果：会計担当者用

診療科	術式	物品名	規格	消費数量	単位	単価	消費金額	償還差益	材料区分	償還材料情報 償還単価	償還材料情報 償還金額	コメント
外科 02	膵頭部腫瘍切除術（周辺臓）	RTBDチューブ	MD-41225 2.5mm	1	本				償還	1,960	1,960	一般材料含むセット製品
外科 02	腹腔鏡下胃全摘術（悪性腫）	RTBDチューブ	MD-41240 4.0mm	1	本				償還	1,960	1,960	一般材料含むセット製品
外科 02	膵頭部腫瘍切除術（周辺臓）	RTBDチューブ	MD-41240 4.0mm	1	本				償還	1,960	1,960	一般材料含むセット製品
外科 02	腹腔鏡下試験開腹術，直腸	SMACプラス	13128TGFC 12G 20cm	1	セット				償還	7,190	7,190	一般材料含むセット製品
外科 02	乳腺悪性腫瘍手術（乳房切）	インターサージカル i-gel	8203000サイズ3(R900L)	1	本				償還	635	635	
外科 02	腹腔鏡下直腸切除・切除術	シラスコン閉鎖式外科ドレー	526-6Fデューブルドレーンタイプ	1	セット				償還	932	932	一般材料含むセット製品

図表17　要因分析と対応策の共有

事例 年月	事例 部署	事例 内容	要因	対応策
2014年8月	手術室・整形	「ホフマンⅡ足関節フレームセット（創外固定用具）」1セット（ハーフピン×4本）使用に対しハーフピン1本の請求	セットものについて，誤りのないようアラートをかけているにもかかわらず，会計担当者が手動でセット数の数量に変更しているため。	SPDのマスタをセット登録（基準値×換算値）から単品に変更，換算値分のラベルを出力させる。
2014年8月	手術室・整形	「アパセラム-L4（人工骨インプラント）」4個使用に対し1個の請求	会計担当者の見落としによるもの。	持込み材料専用の「使用連絡書」のフォーマットを数量の確認とチェックを1面で終えるよう書式を変更。

② 材料マネジメント術（事例編）

"在宅療養指導管理材料加算"のマネジメント
〜来院のタイミングを調整〜

　在宅で患者自らが療養行為を実施する症例がある。例えば，心臓疾患患者が自宅で酸素吸入を行うといった内容だ。

　こうした場合には，医師の指導のもとに患者または患者の家族等が在宅で医療材料や医療機器を利用することになる。

　医療機関が医療機器などを提供した場合，在宅療養指導管理料に対する在宅療養指導管理材料加算として請求が可能となる。しかし，患者の受診のタイミングなどにより，この加算が算定できない場合もある。そこで，できる限り加算が算定できるようにマネジメントすることが重要である。

　在宅で酸素療法を行っている患者の実例で，具体例を見てみよう。

【在宅療養指導管理料と関連加算】
○C103　在宅酸素療法指導管理料
　　C157　酸素ボンベ加算
　　　1　携帯用酸素ボンベ　　　　880点
　　　2　1以外の酸素ボンベ　　　3,950点
○C107　在宅人工呼吸指導管理料
　　C164　人工呼吸器加算
　　　1　陽圧式人工呼吸器　　　　7,480点
　　　2　人工呼吸器　　　　　　　6,480点
　　　3　陰圧式人工呼吸器　　　　7,480点

　上記の酸素ボンベや人工呼吸器は，患者の了解を得たうえで医療機関が業者に発注して患者に提供するのが一般的だ。

　医療機関では在宅療養指導管理材料加算を算定して，その支払いに充てる。医療機関と業者は，1カ月の予定使用量分の対価を継続して支払う契約を結ぶことが多い。

　しかし，この取引きでは，**患者が医療機関を受診しない月があれば，在宅療養指導管理材料加算の算定ができずに医療機関の持ち出しが発生することになる**。

　例えば，在宅酸素療法では3カ月に1度，3カ月分の酸素ボンベ加算が算定できるようになったが，人工呼吸器加算は月1回しか算定が認められていない（図表18）。この違いが要因となって，患者が来院せず材料加算が算定できないのに，業者への支払いが続くという事態が起きているケースが多い。

　医療材料や医療機器の購買と契約を担当する部署は，用度課や施設課である。医事課は用度課や施設課と連携して，こうした事例に対処する必要がある。

　具体的な手順としては，まずは，**患者に来院していない理由を確認し，来院を促す**。そして，医師に対しても，患者都合で受診しないことがないように，**診療計画を見直してもらい，毎月定期的な受診を促す指導を行うよ**う伝えるべきであろう。

　医師は，患者が来院しないままでは病院の持ち出しになることを十分に理解したうえで，患者や患者の家族に通院していただくように療養指導をしなければならないのである。

図表18　加算の価格と算定ルールの例

加算項目	点数	病院支払(月額)	日割単価	算定ルール
酸素濃縮装置	4,000点	30,000円	1,000円	3月3回
携帯用酸素ボンベ	880点	2,000円	66円	3月3回
呼吸同調器	300点	2,000円	66円	3月3回
人工呼吸器	6,480点	55,000円	―＊	月1回

＊人工呼吸器は月額リースで契約しているため

"算定条件が複雑な材料・薬剤"のマネジメント
～ロジックに組み込む～

診療報酬上には，ある医療材料を使用している場合にはある加算を，またこの薬剤を使用している場合にはこの加算を算定できるといったルールが多数ある。

多くの場合，レセプトチェックは事務職員の目視に頼っているが，十分な知識がないと，請求もれや請求誤りは拾えない。

【医療材料と手術手技の加算の紐づけ】
■心臓血管外科の手術（開心術実施時の人工心肺）
K601　人工心肺（1日につき）
注1　初日に，<u>補助循環，選択的冠灌流又は逆行性冠灌流</u>を併せて行った場合には，4,800点を所定点数に加算する（主たるもののみを算定する）。
　　2　初日に選択的脳灌流を併せて行った場合は，7,000点を所定点数に加算する。
〔通知〕
（5）「注1」の選択的冠灌流加算は大動脈基部を切開し，<u>左右冠動脈口に個別にカニューレを挿入</u>し，<u>心筋保護を行った場合</u>に算定する。
（6）「注1」の逆行性冠灌流加算は，冠静脈洞にバルーンカテーテルを挿入し，心筋保護を行った場合に算定する。
（下線筆者）

例えば，K601人工心肺「注1」の選択的冠灌流加算を算定するためには，上記の通知（5）の条件を満たす必要がある。しかし，人工心肺の通知だけを見ていても，どの材料を使用した場合に加算が算定できるのか，よく理解できない。そこで，医療材料「心・脈管系材料」の留意事項を確認してみると，選択的冠灌流加算の算定条件に合う医療材料は「コロナリー」であることが確認できる。

【「心・脈管系材料」の留意事項】
126　体外循環用カニューレ
〔成人用・心筋保護用カニューレの定義〕
②　コロナリー：次のいずれにも該当。
　ア　人工心肺時に<u>心筋保護法を行う体外循環用カニューレ</u>である。
　イ　<u>冠状動脈口から直接心筋保護液を注入するものである。</u>
（下線筆者）

また，冠状動脈口は左右にあるため，「コロナリーが2本使用されていれば加算が算定できる」ことがわかる。

このように，いくつかの条件を拾い出し，すべての算定項目がレセプトに表示されていれば，加算が算定可能であるというロジックが成り立つ。**査定を防ぐために多くの医療機関ではレセプトチェックツールを使用しているが，この「ロジックリスト」を追加・整備**していくことで，算定もれ防止に活用できる。

担当診療科や担当病棟の配置異動で，引継ぎが不十分な場合に請求もれが発生する事例は多い。経験豊富な事務担当者でも気づくのは簡単ではないものを中心に，レセプトチェックツールを活用して，誰でも正しい請求ができるように，事務局全体（情報システム部等の活用）で取り組むことを考えていくべきである。

また，医療材料を納入する用度課が，積極的に業者から情報を収集して医事課に提供したり，業者に医療機材関する勉強会の実施をお願いすることも有効である。このように，**診療報酬請求を医事課だけの役割と考えずに，様々な部署で関わりをもって支援するマネジメント体制ができている医療機関では算定もれが少ないのである。**

② 材料マネジメント術（事例編）

"改定時の算定ルールの変化"へのマネジメント
～各担当者で連携や協力～

事例9

　診療報酬は複雑怪奇である。永きにわたり診療報酬に関わっているベテランであっても，混乱したり思い込みで算定して請求誤りをしてしまう。ベテランがやってしまった医療材料の算定誤り2事例を紹介したい。

中心静脈用カテーテル

　021　中心静脈用カテーテル
　　（1）標準型
　　　　①シングルルーメン
　　　　　（ア）スルーザカニューラ型　1,660円
　　　　　（イ）セルジンガー型　　　　1,930円
　　（6）末梢留置型中心静脈カテーテル・逆流防止機能付き
　　　　①シングルルーメン　　　　　13,200円
　〔中心静脈カテーテルの定義〕
　　（1）定義：次のいずれにも該当すること。
　　　　②中心静脈注射又は中心静脈圧の測定を目的に中心静脈内に留置して使用するカテーテルである。

　医療材料の定義通知により，検査で使用した場合は D226 中心静脈圧測定，注射で使用する場合は，G005 中心静脈注射の項目を算定することになる。また，カテーテルを挿入するための手技料は，G005-2 中心静脈注射用カテーテル挿入または G005-3 末梢留置型中心静脈注射用カテーテル挿入である。

　G005-3 と「021（6）末梢留置型中心静脈カテーテル・逆流防止機能付き」は，2010年診療報酬改定で新設された項目だ。

　この医療機関では，改定時に新設された材料を確認した際，「（6）末梢留置型中心静脈カテーテル・逆流防止機能付き」を使用した場合にのみ，G005-3 を算定すると誤解してしまった。

　しかし，実際は（1）①シングルルーメンの（ア）（イ）にも，末梢留置型が存在しており，こちらの場合にも G005-3 を算定するのが正しかったのだ。

　その医療材料の名称を確認すると「PICCキット」であり，末梢留置型カテーテルの略称 PICC（peripherally inserted central catheter）なのであった。

　点数改定時に新設項目の調査が十分でなかったこと，また，新規で医療材料を納入した際の確認も十分でなかったことが，誤りへの気付きを遅らせた。

　①医療材料を納入する担当者，②新規で採用された医療材料を医事マスタに設定する担当者，③レセプト請求する担当者——の連携や協力というマネジメント体制の必要性を感じさせる事例である。

気管切開後留置用チューブ

　038　気管切開後留置用チューブ
　　（2）輪状甲状膜切開チューブ　　3,750円
　〔気管切開後留置用チューブの定義〕
　　（3）機能区分の定義
　　　　⑥輪状甲状膜切開チューブ：経皮的に輪状甲状膜に留置することを目的としたチューブである。

　「気管切開留置用チューブ」という名称のため，この医療材料を使用した場合，K386 気管切開術（2,570点）を手技料として算定してしまいがちであるが，これは算定誤りである。

　「甲状膜切開」は，気管内チューブの挿入ができない場合などに，1cm程度の小さな切開で経皮的に挿入する手技で，J044 救命のための気管内挿管（500点）での算定が妥当なのだ。

※『診療報酬Q&A』医学通信社　参照

第 2 章

医療機器＆材料 ディテール解説

1　検査・画像診断系材料＆機器 ………… 28
2　手術・処置系材料＆機器 ……………… 92

1 血糖自己測定器

糖尿病とは　ブドウ糖が血液中に過剰に存在している状態

　ブドウ糖は生命を維持するために不可欠なエネルギー源ですが，細胞にブドウ糖が取り込まれず，血液中のブドウ糖の量が過剰となる病気が，「糖尿病」です。

　糖尿病には，「Ⅰ型」と「Ⅱ型」の2種類があります。インスリンは，細胞に糖を取り込むときに働くホルモンですが，膵臓のβ細胞が壊れてしまうことによりこのインスリンがほとんど分泌されないことが原因で血糖値が高くなるのが「Ⅰ型」，そして，遺伝的に糖尿病になりやすい体質の人が，糖分の過剰摂取や肥満などの生活習慣の影響によりインスリンの働きが悪くなることで血糖値が上昇するのが「Ⅱ型」です（図表1）。

　いずれの場合も高血糖の状態を放っておくと，血行障害が起こり，目の網膜に栄養を送る毛細血管が障害を起こし糖尿病性網膜症を発症して失明したり，腎臓では尿毒症や腎不全を引き起こしたりします。また，脳梗塞や心筋梗塞の危険因子にもなります。

　そこで糖尿病と診断された患者の多くは，医師の指導により「血糖自己測定器」を使用して自身で定期的に血糖を測定（自己測定）することになります。

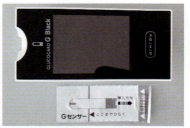

▲血糖自己測定器

図表1　糖尿病の分類

	Ⅰ型糖尿病	Ⅱ型糖尿病
患者割合	20〜40%	60〜80%
体格	痩せ型が多い	過体重・肥満型が多い（ただし，痩せ型の場合にも発症する）
発症年齢	若年者（25歳以下）が多い	中年以降が多いが，学童期の小児も増えている
主な誘因	ウイルス感染などにより免疫の異常が生じる	過食，運動不足，ストレスなど。遺伝的な異常によるものもある
発症の経過	急激に発症	年余にわたりゆっくり発症
症状	喉の渇き，多飲・多尿など	無症状のことも多く，学校検尿などで発見されることもある
治療	インスリン注射が不可欠	食事療法と運動療法が基本。血糖降下薬やインスリン注射を併用する場合もある

（「糖尿病の分類」一般社団法人日本小児内分泌学会より一部改変）

血糖自己測定器の役割　患者自身による血糖値の把握・コントロールをサポート

　Ⅰ型糖尿病の場合は，定期的にインスリン注射を行っている患者が，インスリンの効きすぎで低血糖になるのを防ぐために，血糖自己測定器で常に血糖状態を把握することが大切になります。

　また，Ⅱ型糖尿病の患者さんについても，起床時や服薬後，食事後などの血糖値を測定することで，生活習慣の改善を促すことができます。インスリン投与が必要なほど糖尿病が進行してしまっても，患者さん自身が血糖値を把握して食事や運動など生活習慣を改善することで，インスリン投与が不要になることもあります。

　血糖自己測定器は何種類か市販されており，測定方式には電極で測定する「酵素電極法」と，試験紙で測定する「比色法」の2種類がありますが，現在では多くの機種で電極法が採用されています。

① 検査・画像診断系材料&機器

リアルタイムで血糖値を測定する医療機器。糖尿病患者自身による血糖コントロールに役立つ。

図表2　本体と附属器一覧

本体	穿刺器具	試験紙（センサー）	穿刺針

酵素電極法が実用化されたのは1990年代に入ってからのことです。血中の糖分を酵素と反応させると電子が発生しますので、反応物に電圧をかけたうえで流れる電流を測ります。この電流の量によって血糖値が決まります。

本体は40～60gとコンパクトで、付属器として、穿刺針、穿刺補助具、試験紙やセンサーチップがセットになっています（**図表2**）。血糖は20～600mg/dLくらいまで測定可能なので、低血糖にも対処可能です。測定に必要な血液量は米粒大の量（2～5mL）で十分です。

次に、実際の測定方法について説明します。血液の採取は、一般に指の腹で行います。指先をアルコールで消毒し、穿刺針を補助具につけて指を穿刺して血液を採取し（**図表3**）、凝固する前に測定器のセンサーや試験紙に血液を浸すと、10～30秒で結果がでます。

血液中のブドウ糖と、センサーや試験紙に含まれるブドウ糖酸化酵素が反応して、電流

図表3　穿刺器具による採血

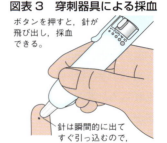

ボタンを押すと、針が飛び出し、採血できる。

針は瞬間的に出てすぐ引っ込むので、痛みは少ない。

を発生させたり、試験紙の色を変化させたりします。

これを血糖値に換算して測定する――という仕組みです。

「電極法」では採血穿刺器具を指先にあててボタンを押すだけで、少ない痛みで少量の血液を採取することができます。それをグルコース測定器のセンサー部分にあてると、数秒後に血糖値が表示されます。

測定結果をもとに食事療法、経口血糖降下剤の種類・量、インスリンの量・回数などを検討していきますが、血糖自己測定器の普及により、患者さん自身が、日々血糖コントロールのための生活習慣面での対策を取ることが容易になりました。

> ★血糖測定器関連の診療報酬
> 在宅自己注射を行う患者等が血糖測定器を使用して、血糖の自己測定を行った場合に、C101、C101-2、C101-3に加算する点数として、C150血糖自己測定器加算（400点、580点、860点、1140点、1320点、1500点）が定められています。

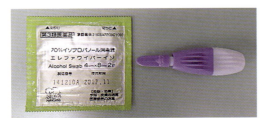
▲指先用消毒綿

2 酸素供給装置

在宅酸素療法（HOT）の役割　慢性呼吸不全患者の低酸素血症改善に役立つ

　肺は，空気中の酸素を血液中に取り入れ，二酸化炭素を体外へ出す役割を担う臓器です。

　肺は胸腔の中に収められ，胸腔内は常時，陰圧〔圧力が外部（＝大気圧）より低い状態〕に保たれています。

　胸腔を形成する胸郭は，肋骨・肋間筋・横隔膜よりなり，この肋間筋や横隔膜の収縮により胸郭が広がると，胸腔内はより陰圧となり肺が引き伸ばされ（伸展），気道・肺胞内に空気が流れ込み，吸気が起こります。逆に，これらの筋が弛緩して胸腔とともに肺が縮小すると，呼気が起こります（図表1）。

　このようにして肺は一般に1分間に15〜20回呼吸を行い，約7Lの空気を吸っています。

　ところが，慢性閉塞性肺疾患，肺結核後遺症，肺癌後遺症，間質性肺炎などの肺疾患になると，慢性呼吸不全を起こして体内に十分な酸素を取り込めなくなり，低酸素血症（動脈中の酸素が不足した状態）となり，日常生活にも支障をきたすようになります。これらの患者さんが退院後も継続的な酸素療法を行

図表1　吸気と呼気の仕組み

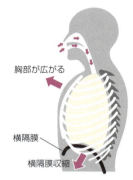
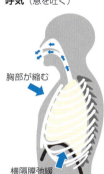

い，社会復帰を目指すために必要になるのが，「在宅酸素療法（Home Oxygen Therapy：HOT）」です。

　HOTを行うことにより，低酸素血症を持続的に改善し，患者さんの生存率や運動耐容能，QOLを改善することができます。また，呼吸器リハビリテーションの一環としても実施され，運動療法や栄養療法などと一緒に実施することで，さらなる治療効果を期待できるようになります。

酸素供給装置の種類　「酸素濃縮装置」，「液体酸素装置」を患者により使い分ける

　在宅酸素療法に必要なのが，今回のテーマである「酸素供給装置」です。

　酸素供給装置の普及・発達により，慢性呼吸不全に苦しむ多くの患者の在宅ケアが可能になりました。

　酸素供給装置には，空気中の約80％を占める窒素を取り除き高濃度（約90％）の酸素を発生させる「酸素濃縮装置」と，液体酸

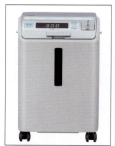
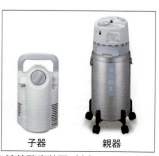

▲酸素濃縮装置（左）と液体酸素装置（右）

1 検査・画像診断系材料＆機器

在宅酸素療法を行うために不可欠な機器で、「酸素濃縮装置」と「液体酸素装置」の2種類がある。

素を少しずつ気化させて気体の酸素を作りだす「液体酸素装置」の2種類があります。

それぞれに特徴があるので（図表2）、患者の生活様式などを考慮しながらいずれかを選択します。

最近では、移動や旅行時などに便利なポータブルタイプも登場しています。

主治医は、患者ごとに呼吸機能検査や日常生活でのパルスオキシメーターのデータ（指先等につけて脈拍数と経皮的動脈血酸素飽和度を測定する装置）から、在宅酸素療法の必要性を検討します。在宅酸素療法が必要な場合は、①酸素供給源、②酸素流量、③吸入方法、④吸入時間、⑤安静時・労作時・睡眠時の吸入量——を決定し、厳密に管理します。

なお、酸素供給装置は基本的にはレンタルで、その費用には健康保険が適用されます（図表3）。

酸素を投与する際は、鼻腔カニューレまたは酸素マスクを使用します。

鼻腔カニューレは酸素投与経路が鼻腔のみのため、会話や食事の妨げにならないというメリットがありますが、流量が多くなると外れやすく鼻腔が乾燥しやすいというデメリットもあるため、低流量のときに適しています。

酸素マスクは鼻腔カニューレより多い流量で使用できますが、マスクによる圧迫感や、ゴムの耳介での圧迫感もあります。

図表2　酸素濃縮装置と液体酸素装置の比較

	酸素濃縮装置	液体酸素装置
特徴	現在、在宅酸素療法を行っている患者の約90％が使用。外出時に使用する場合は、別途小型の携帯用酸素ボンベが必要。	親器と子器があり、外出時には親器から子器へ液体酸素を充填して使用。残量が少なくなった親器は、HOT事業者が充填済みのものと交換する。
長所	使用が簡便・容易。	電気を使わないため、停電時にも使用できる。
短所	停電時には使用不可（一部バッテリーを内蔵した機器もある）。	親機から子機に酸素を充填する操作は、療養者・介護者自身で行う必要がある。

図表3　在宅酸素療法の仕組み

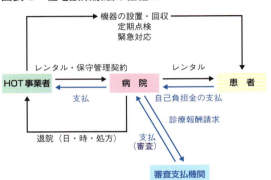

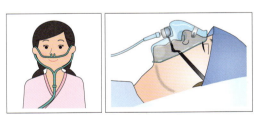

▲鼻腔カニューレ（左）と酸素マスク

★気管内チューブ関連の診療報酬

在宅酸素療法は、C103在宅酸素療法指導管理料に、各加算を加えて算定します。

《算定例》

在宅濃縮装置のみを使用している患者の場合→C103＋C158酸素濃縮装置加算＋C171在宅酸素療法材料加算

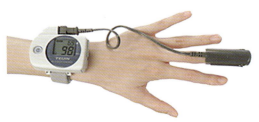

▲パルスオキシメーター

検査・画像診断系材料＆機器

検査
画像診断

31

3 CPAPマスク

CPAPマスクの役割　睡眠時無呼吸症候群による低酸素状態を改善

　CPAPマスクは，いま社会問題になっている睡眠時無呼吸症候群の治療に役立つ医療機器です。CPAPとは，Continuous（持続）Positive Airway Pressure（気道陽圧）という意味です。

　睡眠時無呼吸症候群とは，眠っている間に息が止まる病気で，体に大きな負担がかかり，脳卒中，心筋梗塞などの突然死の危険因子とも言われています。また，睡眠中の低酸素状態で睡眠が浅くなるため起床時に頭重感や倦怠感が残ったり，昼間の仕事中に居眠りをしたりしてしまうなどの症状が出ます。

　睡眠時無呼吸症候群のほとんどは「閉塞型」のものです（図表1）。健常人であっても，仰向けで寝ると重力や筋肉の緩みによって舌や軟口蓋が気道のほうへ落ち込み気道が狭くなってしまうものですが，この状態からさらに，肥満，加齢，扁桃肥大，軟口蓋形態異常，下顎後退，甲状腺機能低下，神経変性疾患などの要因により気道が閉塞してしまうと，睡眠時無呼吸症候群が発生します。

　睡眠時無呼吸症候群には，ほかに脳からの呼吸指令が途絶することで生じる「中枢型」，両方の要因をもった「混合型」があります。この睡眠時無呼吸症候群に対しCPAP療法を適切に行うことで，睡眠中の無呼吸やいびきによる低酸素状態を減少させ，様々な症状を改善することができます。

　睡眠時無呼吸症候群の検査には，簡易検査とポリソムノグラフィー（Polysomnography：PSG）があります。

　簡易検査は，測定機器を自宅に持ち帰って行います。検査結果は1時間当たりの無呼吸および低呼吸の回数を示す無呼吸低呼吸指数（Apnea Hypopnea Index：AHI）として表され，40以上がCPAP療法の対象となります。AHIが40未満なら，精密検査のPSGを行います。これは，頭や顔に電極を貼り付け，脳波や眼球，筋肉の動きなどを記録して睡眠の状態を調べるもので，医療機関に泊りがけで行います。PSGでのAHIが20以上ならCPAP療法の対象となります。

図表1　睡眠時の正常な状態と「閉塞型」の無呼吸状態

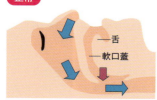
正常

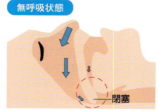
無呼吸状態

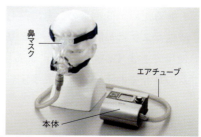
▲CPAPマスク

CPAPマスクによる治療　顔にフィットしたマスクを使用することがポイント

　CPAPマスクは，①本体，②エアチューブ，③鼻マスク──で構成されています。鼻につ

1 検査・画像診断系材料＆機器

睡眠時無呼吸症候群の治療に使用する医療機器。形状，大きさなどのバリエーションが豊富。

けたマスクから陽圧を気道に送ることで空気の力により喉の組織を広げ，呼吸ができるようにして，息が止まるのを防ぐ仕組みです。

使用する際は，まず患者さんの顔面の形態に合うマスクを選びます。CPAP療法をうまく行うには，この作業が重要です。次に，気道の開存性が得られる圧を測定し，適切な圧で空気を送り込みます。

マスクには大きく分けて，通常の「鼻マスクタイプ」と，「フェイスタイプ」があります（イラスト，図表2）。

鼻マスクタイプとは，シリコン製のクッションで鼻を覆うもので，最も一般的です。ヘッドギアをかぶってしっかり固定するので安定性には優れますが，マスクリーク（空気もれ）を気にするあまりヘッドギアをきつく締めすぎると，鼻根部に跡が残ったり，鼻の周囲に皮膚炎を起こしてしまう可能性があります。

フェイスタイプは鼻と口を両方覆うタイプです。あまり多くは使われていませんが，鼻マスクでは口が開いてしまい口からの空気もれがひどいような場合には，一度試してみる価値があります。

上記のほか，鼻腔に直接挿入して空気を送るピロータイプ，鼻と口の両方に直接挿入して空気を送るハイブリッドタイプ，口に直接挿入して空気を送る口タイプ（鼻腔が閉じやすい方にお勧め）──があります。

また，CPAP装置には固定圧タイプとオート圧タイプの2種類があります。固定圧タイプは常に一定の圧力を気道に送るもので，必要圧力は検査結果から判断します。そのため，定期的な圧の見直しが必要となります。一方，オート圧タイプは無呼吸や呼吸低下の気流の

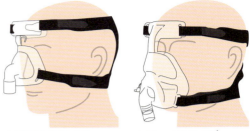

▲鼻マスクタイプ　　　▲フェイスタイプ

図表2　CPAPマスク（鼻マスクタイプ）の装着方法

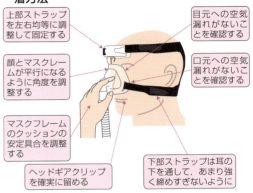

変化を感知し，それらを防ぐのに必要な圧力を自動的に適正なタイミングで気道に送ります。

CPAPマスクは基本的には自宅で使用するもので，安全で簡易なものです。もし睡眠時無呼吸症候群の疑いがあれば，突然死を防ぐためにもかかりつけ医に相談してください。

また，CPAP装置は高価な機械ですが，専門医の診察により睡眠時無呼吸症候群の基準を満たせば，保険適用でレンタルすることができます。

★CPAPマスク関連の診療報酬
　CPAP療法に関する指導管理を行った場合は，C107-2在宅持続陽圧呼吸療法指導管理料（250点）を算定します。また，装置をレンタルした場合は，C165在宅持続陽圧呼吸療法用治療器加算（1100点）を，3月に3回に限り算定できます。

4 血圧計

血圧計とは　血液が血管壁に与える圧力。健康維持のため日々の管理が重要

　血圧とは文字どおり，血管中を流れる血液が血管壁に与える圧力のことです。血圧の単位は，国際的に水銀柱（mmHg：水銀を何mm押し上げるかに相当する圧力）が用いられています。

　血圧は心臓が収縮して血液を送り出すときに最も大きくなり，このときの血圧を「収縮期血圧」（または最高血圧）といいます。

　逆に，心臓が拡張するときに血圧は最小となり，このときの血圧を「拡張期血圧」（または最低血圧）といいます。

　健康維持のために血圧管理は非常に重要です。高血圧症は「サイレント・キラー」とも呼ばれる恐ろしい病気で，脳卒中，心臓病，腎障害など様々な疾患を引き起こします。症状がないからといって，高血圧を放置してはいけません。

　一方，一般に収縮期血圧が80mmHgを下回る場合，低血圧とされます。深刻な疾患の原因になるわけではありませんが，頭痛，めまい，冷えなどの原因になることがあります。

図表　成人における血圧値の分類　　　　単位：mmHg

拡張期血圧 \ 収縮期血圧	130未満	130〜139	140〜159	160〜179	180以上
85未満	正常血圧				
85〜89	正常高値血圧				
90〜99	Ⅰ度高血圧				
100〜109	Ⅱ度高血圧				
110以上	Ⅲ度高血圧				

※この他，収縮期120未満かつ拡張期80未満の血圧は「至適血圧」，収縮期140以上かつ拡張期90未満の血圧は「（孤立性）収縮期高血圧」に分類されます。

（日本高血圧学会ガイドライン）

血圧の測定方法　水銀血圧計と電子血圧計では原理が異なる

　血圧測定は，以前水銀血圧計で行うのが基本でしたが，現在は電子血圧計が普及しています（**写真**）。

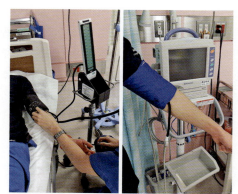

▲水銀血圧計（左）と電子血圧計

水銀血圧計による測定

　安静にして腕を心臓の高さに合わせ，マンシェット（腕帯）を指が1本入るぐらいに上腕に巻きます。そして，肘関節部で上腕動脈が触れる部分に聴診器を置き，マンシェットに空気を送り，圧を上昇させます。

　マンシェットの圧が血圧よりも高くなると，上腕動脈は完全に閉塞して血流がない状態になります。

　ここから空気を徐々に抜いてマンシェットの圧を下げていくと，最高血圧に一致するところで血管内に血液が流れ出し，聴診器から血管音が聞こえます。

　ちなみにこの音は，血流が圧力をかけられ

1 検査・画像診断系材料＆機器

従来の水銀血圧計のほか，近年は電子血圧計が普及。家庭用のものも手軽に手に入るようになった。

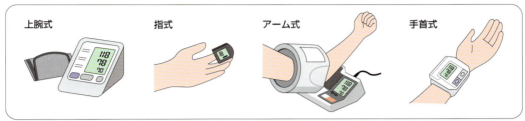

▲電子血圧計の種類

た部分の動脈内で起こる乱流の音で，1905年にロシアの軍医だったニコライ・コロトコフが発見したことから，コロトコフ音と呼ばれています。

そしてさらに圧を下げていくと乱流が発生しなくなり，コロトコフ音が聞こえなくなる時点があります。このときの圧が最低血圧となります。水銀血圧計で行うこの測定方法を，「コロトコフ音法」といいます。

電子血圧計による測定

水銀血圧計と同様，基本的には上腕にマンシェットを巻き，そこに空気を送り込んで血管を圧迫し，いったん血液の流れを止め，その後徐々に圧迫を緩めていきます。

電子血圧計の原理は，「オシロメトリック法」と呼ばれるものです。マンシェットの加圧後，減圧していくときに心臓の拍動に同調した血管壁の振動を反映した「圧脈波」を調べて血圧を測定する方法です。一般的には，圧脈波が急激に大きくなったときのマンシェット圧を「最高血圧」，急激に小さくなったときのマンシェット圧を「最低血圧」とします。

電子血圧計は，水銀血圧計と比較すると正確性は若干劣りますが，手軽に測定することが可能です。

電子血圧計には，上腕式のほかに指式があります。指式の血圧計は，血圧計を指にはめて測定するものです。指にはめるだけで，すぐに測定結果が表示されるため，手軽に測定することができます。しかし，誤差が出やすいという欠点があります。

アネロイド型血圧計による測定

また，水銀を使用せずに正確に測定できるアネロイド型血圧計もあります。測定方法は水銀血圧計と同様，聴診器で血管音を聞くコロトロフ音法で，目盛りが時計のような文字盤になっています。

水銀血圧計と比較すると，アネロイド型は軽量でコンパクトなため持ち運びに便利で，水銀もれの心配もありません。一人でも測定できるよう，聴診器が固定できるようになっているのも特徴です。

観血的測定法

これまで挙げてきた方法はすべて非観血的測定法ですが，観血的測定法もあります。

観血的動脈圧測定では，まず動脈を穿刺してカテーテルを留置します。次に，圧力を電気信号に変換する圧トランスデューサーを用いてモニターに圧波形と血圧値を表示し，血管内圧を測定します。大きな手術後や，重症でICU管理を必要とする患者さんには適しています。

★血圧測定にかかる診療報酬
　基本診療料に含まれる診療行為です（検査の部・通則「5」に関する通知）。

5 尿・便検査機器

尿検査機器の役割　糖尿病や腎尿路系の疾患などを迅速に検査

尿は，血液中の不要物や老廃物などが腎臓で濾過されたものです。通常，1日4～6回，約1500ccの量が体内から排出されます。

「尿一般検査」は，尿の成分を調べることにより体の様々な状態をチェックすることができる検査です。この検査は，尿中の蛋白・糖・ケトン体・ビリルビン・PH・白血球の有無などを調べる「尿定性検査」と，尿中有形成分を顕微鏡で観察する「尿沈渣検査」に分けられます。

「尿定性検査」のなかでも，簡便ですぐできる検査として，試験紙検査があります。検査方法は簡単で，紙コップに尿を半分くらいとり，尿に試験紙を浸して各項目の色の変化で評価します（図表1）。

尿中に糖が検出されれば糖尿病，蛋白が検出されれば腎炎やネフローゼ症候群，ビリルビンが検出されれば肝臓病，潜血があれば尿路結石や腎臓や尿管の腫瘍を疑います。また，白血球が検出された場合は，尿路系の感染症を疑う必要があります。

もう一方の「尿沈渣検査」は尿中の沈殿物を調べるものです。血液の成分である赤血球が認められれば，腫瘍や結石を疑います。白血球や微生物が認められれば感染，上皮（管

図表1　試験紙検査の色と疾患

尿試験紙

↓異常値の場合疑われる疾患

白血球	尿路感染症，腎尿路系の炎症性疾患
亜硝酸塩	尿路感染症（細菌尿）
ウロビリノーゲン	溶血性貧血，肝炎など
蛋白質	腎疾患，起立性蛋白尿など
pH	酸性尿，アルカリ尿など
潜血〔A〕	腎尿路系悪性腫瘍，尿路結石など
比重	低比重尿，高比重尿
ケトン体	重症糖尿病，肝炎など
ビリルビン	胆道閉塞，肝炎など
ブドウ糖	糖尿病，腎性糖尿など

※各項目3～9段階の色調により判定

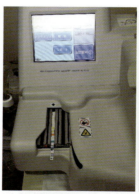
▲尿定性検査に使用する分析機

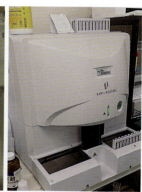
▲尿沈渣検査に使用する遠心分離機

図表2　一般検査（尿検査）の種類

	項目名	許容範囲	意義
尿測定	pH	5.0～8.5	尿の酸性・アルカリ性の度合い。通常は6.0～6.5の弱酸性。酸性だと腎炎や糖尿病が，アルカリ性だと膀胱炎，尿道炎等の尿路感染症が疑われる。
	比重	1.005～1.030	尿中の水分と老廃物の割合を算出したもの。高比重の要因は脱水，糖尿病などで，低比重となるのは腎不全，尿崩症など。
	蛋白	（−）	腎実質疾患や尿路系疾患のスクリーニング，診断，治療経過判定に役立つ。
	糖	（−）	通常ブドウ糖は尿中には出ない。糖尿病，膵疾患，肝硬変，脳腫瘍，腎性糖尿などで血糖値が上がり，腎臓の再吸収能力を超えると尿中に排泄される。
	潜血	（−）	尿に赤血球が混入しているかの検査。血尿の原因は尿管，膀胱，尿道までのさまざまな疾患や，全身性疾患に伴う腎症による。
尿沈渣		遠心分離機で尿に含まれる有形成分を沈殿させ，顕微鏡で調べる検査。	
	赤血球	4以下 個／HPF	腎・尿路系の出血病変を示唆する有形成分。
	白血球	4以下 個／HPF	腎・尿路系感染症など炎症性病変の存在を示唆する有形成分。

1 検査・画像診断系材料＆機器

排泄物から様々な情報を得るために使用。非侵襲的かつ簡便に行えるため，健診でもよく実施される。

腔臓器の粘膜）が認められれば，ネフローゼや腎炎を疑います。

尿検査は，どの医療機関でも簡単に実施できます。また糖，蛋白，潜血に関しては，試験紙が市販されていますので，自宅での検査も可能です。

なお，検査前日，当日の暴飲暴食は避け，糖分の摂りすぎやビタミンCなどのサプリメントの服用は控えます。また，激しい運動も検査に影響があるので注意します。

便検査機器の役割　癌や感染症消化管疾患の診断，特に大腸癌の検査に有用

便は，食道，胃，小腸，大腸を食物が通過して消化・吸収されたあとの形態で，水分（70％），腸内細菌の死骸（15％），消化吸収された食物の残渣（10％）などで成り立っており，食べたものの水分量，植物性食品の量により硬さ，量が変化します。便検査は，胃や腸からの出血の有無，感染症や食中毒の病原菌を調べる目的で行われます。

「便潜血検査」は胃潰瘍，胃癌，大腸癌などによる消化管出血を調べるために行います。特に大腸癌検診として有用で，便潜血検査を毎年受けることが早期発見につながります。

便潜血検査は，以前は食事や薬剤により偽陽性になることがありましたが，最近ではヒトヘモグロビンに特異的に反応する免疫学的手法により，精度が上がっています。

検査方法は，まず便をスティックでこすって採取し，その後37℃で抗ヒトヘモグロビン抗体と10分間反応させ凝集させます。便潜血検査が陽性であれば，さらに内視鏡検査やバリウム検査が必要になります（図表3）。

便検査でもう1つ重要なのが「便培養検査」です。下痢や嘔吐，食中毒，消化管感染症の原因菌を発見するために行うものです。方法は簡単で，便の一部を特殊な容器（細菌検査培地）に入れ培養します（詳細は⑨参照）。原因菌が同定されたら，適切な抗菌薬を投与して治療します。

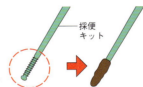
▲採便キットによる採便。便の表面をこすって，少量採取する

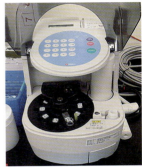
▲便潜血検査機

図表3　便潜血検査フローチャート

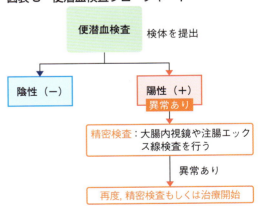

★尿試験紙，便検査機器関連の診療報酬
　尿試験紙を用いた検査は，項目数にかかわらず1回につき，D000（26点）により算定します。尿沈渣は，D002（27点）またはD002-2（24点），便潜血検査は，D003「5」または「7」（37点，41点），便培養検査はD018「2」（180点）により算定します。

6 生化学自動分析装置

生化学的検査の役割　呼吸器の病態検査，診断，治療効果の評価等を行う

　私たちの体は多くの臓器で構成されており，それぞれ特有の細胞で成り立っています。病気やけが，食生活などで臓器が障害を受けた場合，その臓器特有の物質が血中，尿中に流出します。

　生化学検査は，この特徴を利用して，様々な疾患の診断，治療の効果判定，病態の重症度，健康状態などの把握——をするために行うものです。

　生化学検査は，医療現場では最も汎用されている検査といえます。一般的な人間ドックでも，体調不良で病院を受診しても，必ず生化学検査は行われます。

　例えば，発熱や感染症などのときは，CRP（C反応性蛋白）の増減が経過の指標になります。また血糖コントロール状態を反映するHbA1cも生化学検査の一つです。その他にも，肝臓，膵臓，心臓などの細胞から放出される物質（酵素，蛋白質，脂肪，糖など），肝臓，腎臓の機能を調べるための物質（代謝物，老廃物の尿素窒素，尿酸，アンモニアなど），体液のバランスを調べるための電解質（ナトリウム，カリウム，カルシウム等）など，対象物質は多岐にわたります（図表）。

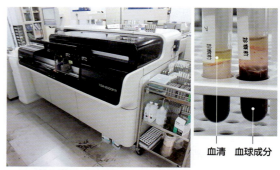

▲生化学自動分析装置（左）と分離した血液（右）

生化学自動分析装置による検査　大量，迅速，正確——の3点が重要

　生化学自動分析装置は大きな病院や臨床検査を請け負っている会社に導入されていて，30分〜1時間という短時間で検査結果が出るため，疾患の早期診断，早期治療に大いに役立っています。

　生化学自動分析装置を含む臨床検査装置は，メカトロニクスやコンピューターソフトウェアの発達により，より大量の検査をより速く行えるように進化しており，世界中の医療を支えています。

　検査の手順を説明しましょう。まず，患者さんから採血し，その血液を遠心分離器にかけて撹拌し，血清と血球成分に分離します（写真）。次に，血清にそれぞれの検査指標にあわせて試薬を入れ，検査対象となる物質の量を比色分析法*に基づいて調べます。

　検査技師の手と眼によって行われてきたこの一連のプロセスを自動化したものが生化学自動分析装置です。

　医療現場により，検体の数や検査項目は大きく異なります。

　例えば，外来患者に行う場合は，診察から考えられる疾患に合わせた多数の項目のスクリーニングが要求されますが，入院患者に行う場合は，疾患の特定や病態の経過指標を目的に行われるため，項目が少なくなります。

1 検査・画像診断系材料＆機器

生化学検査を自動で行う装置。血清や尿を試薬と反応させ，人体中の様々な物質の数値測定を行う。

図表　生化学検査の種類（抜粋）

略名	日本語名	基準範囲 単位	意義
LD	乳酸脱水素酵素	119～229 U/L	ほとんどの組織や臓器に分布する酵素。溶血性疾患・炎症・腫瘍など病気の状態や経過観察等に利用される。
γ-GT	γ-グルタミルトランスペプチダーゼ	10～47 U/L	飲酒によって鋭敏に上昇するほか，閉塞性黄疸や薬物性肝障害などでも上昇する。
TGL	中性脂肪	30～149 mg/dL	動脈硬化の危険因子とされ，食後に大きく上昇する。
T-CHO	総コレステロール	128～219 mg/dL	細胞壁の重要な成分であり，各種ホルモンの原料にもなるが，増えすぎると動脈硬化の原因になる。妊娠中は上昇し，ヘビースモーカーや大飲酒家では低下する。
HDL-C	HDL-コレステロール	40～70 mg/dL	いわゆる善玉コレステロールで，末梢の組織からコレステロールを取り除く。低値は動脈硬化の危険因子とされ，原因は喫煙・肥満・運動不足・糖尿病など。
LDL-C	LDL-コレステロール	60～130 mg/dL	いわゆる悪玉コレステロール。動脈硬化の危険因子とされ，高値の場合は脳梗塞，心筋梗塞，肺梗塞などの動脈硬化性疾患の危険性が高い。
GLU	血糖（空腹時）	60～110 mg/dL	糖尿病・甲状腺機能亢進症などで高値を示す。食後は大きく上昇する。
HbA1c	ヘモグロビンA1c	4.6～6.2%（NGSP値）	ヘモグロビンに血糖が結合したもので，生成量は血糖の濃度に比例する。赤血球の体内での寿命は120日間なので，過去1～3カ月の血糖濃度の平均を表す。
NH3	アンモニア	20～70 μg/dL	大部分は肝臓で処理されて尿素に変換される。肝硬変や高度の肝機能障害時に高値を示すほか，運動後や食事の摂取後にも上昇する。
TP	総蛋白	6.7～8.3 g/dL	全身状態を判断するための検査。肝硬変やネフローゼで低下し，脱水や多発性骨髄腫で上昇する。
BUN	尿素窒素	8～20 mg/dL	食物，特に蛋白質の最終産物（老廃物）で腎臓の働きが悪くなったときに増加する。また，火傷や高熱，大量の蛋白質を摂取したときも増えることがある。
UA	尿酸	2.5～7.5 mg/dL	核酸やプリン体代謝の最終産物。尿酸の排泄低下や過剰産生によって増加し，関節に沈着して痛風の原因になる。その他に薬剤誘起性の高尿酸血症がある。
Na	ナトリウム	136～146 mEq/L	体の水分を調節する成分。水分不足や脱水状態のときは高値となり，逆に水分の過剰摂取を行った際や腎臓の働きが悪い場合には低値となる。
K	カリウム	3.3～4.8 mEq/L	神経や筋肉の働きを調節する成分。極端に低値になると神経マヒなどを引き起こす危険があり，高値になると不整脈など心臓に悪影響がある。
Cl	クロール	98～108 mEq/L	ナトリウムと共に，体の水分を調節したり，体内の酸性とアルカリ性のバランスをとる成分。脱水状態時は高値となり，嘔吐や下痢が続く場合などは低値になる。
Ca	カルシウム	8.4～10.2 mg/dL	骨や歯に大量に含まれる。細胞内カルシウムには，生命維持にきわめて重要な働きがあるが，濃度が高すぎると腎臓に負担がかかる。
CRP	C反応性タンパク	0.30 mg/dL 以下	炎症や組織破壊に伴って増え，回復とともに減少するので炎症症状の指標となる。

健康診断では，全受診者に対し同一項目の検査が行われます。このため，「多検体少数項目」と「少数検体多項目」の両方にマッチした分析器が必要となりますが，最近ではこの両者に対応したものが主流となっています。

また，生化学自動分析装置には，大量，迅速，正確――の3点が求められます。手術後やICUなどに入院している患者さんの病態は時間単位で変化するため，医師は生化学検査の結果を常に気にしなければいけません。結果により，すぐに点滴内のメニューが変更されます。生化学検査の結果が，患者さんの治療方針を変えていくのです。

ちなみに，当院の中央検査部の職員は，生化学検査の正確性・精密性を維持するため，毎日精度管理を行っています。また，1カ月ごとに定期点検を実施し，常に分析装置を最良の状態に保ち，正確な結果が得られるように努力しています。

＊試薬を加えることで発生する化学反応による検体の色や濃淡の変化から，特定の物質の量を計測・分析する手法。

★生化学自動分析装置関連の診療報酬
　D007 血液化学検査，D008 内分泌学的検査，D009 腫瘍マーカー，D010 特殊分析
　D007～D009については，複数項目の検査を行った場合は包括点数となります。

7 心筋梗塞診断キット

心筋梗塞とは 心筋が狭窄などにより虚血状態になり，壊死した状態

心筋梗塞は急性冠症候群の1つ（ほかに心臓発作，不安定狭心症）で，心臓の筋肉細胞に酸素や栄養を供給している冠動脈血管に閉塞や狭窄などが起きて血液の流量が下がり，心筋が虚血状態になり壊死してしまった状態——を指します（図表1）。

冠動脈の血流量減少は，動脈硬化などによる狭窄が原因ですが，これには粥腫の破裂や攣縮が深く関係しています。

心筋梗塞の主な症状は胸痛ですが，それ以外にも肩や首，腹痛など胸部周囲に痛みが放散することもあり，また，冷や汗，嘔吐，息切れ，動悸，めまい，失神などの症状を呈することもあります。15分以上続く胸痛が発生したら，心筋梗塞を疑い救急受診となります。

心筋梗塞の治療の基本は，閉塞した冠動脈を再び開通させる再灌流療法です。血液の供給を再開させることで，心筋の壊死を防ぐことができるため，迅速，かつ確実に行うことが重要です。カテーテルで血管を通し，そこにステントを留置する治療を受けた患者さんのうち，90％以上で血流が回復しています。

心筋梗塞の治療には，迅速な診断が重要です。診断方法としては，心電図，心エコーもありますが，心筋梗塞診断キットを使用して採血するだけで簡便に検査できる「心筋梗塞マーカー」が有用です。心筋梗塞マーカーを救急外来や日常診療で利用するようになってから，胸痛を主訴とする患者さんの診断で心筋梗塞を見落とすことがなくなりました。

前述したとおり，心筋梗塞の主な原因は動脈硬化です。加齢により誰にでも見られますが，進行には生活習慣が大きく関係しています。進行を促進する5大危険因子といわれるのが，高血圧，脂質異常症（高コレステロール血症），糖尿病，喫煙，肥満です。こうした危険因子が多ければ多いほど，心疾患も起きやすくなるというわけです。危険因子のほとんどは食生活で改善できます。また軽い運動を行うと，心筋梗塞や狭心症を予防することができます。瞬発力が必要とされる無酸素運動ではなく，持続的にできる有酸素運動を行うことがポイントです。

図表1　心筋梗塞

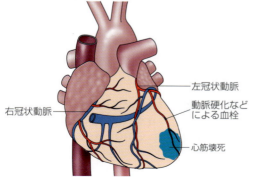

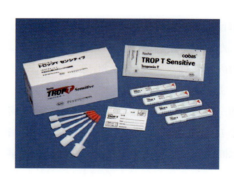

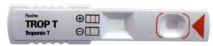

▲心筋梗塞診断キット
（写真提供：日本光電工業 株式会社）

心筋梗塞の迅速な診断に威力を発揮。長期判定に有効なトロポニンT，発症初期に有効なH-FABPの2種類がある。

心筋梗塞診断キットの役割　血液を用いたマーカー検査で，心筋梗塞を逃さず診断

心筋梗塞診断キット（**写真**）を用いたマーカー検査には，主に2種類あります。

まず1つ目が，心筋細胞の壊死により血液中に漏出したトロポニンの増加を調べる「トロポニンT」です。トロポニンとは，心筋細胞の筋原繊維を形成する収縮タンパクで，これが血液中に出現するということは，急性心筋梗塞によって，心筋がダメージを受けていることを意味します（**図表2**）。

従来，心筋梗塞の診断にはCPKやLDHなどの酵素が測定されてきましたが，これらは心筋だけでなく骨格筋にも多量に存在するため，検出されても心筋の障害か骨格筋の障害かを鑑別する必要がありました。一方，トロポニンは心筋の障害にきわめて特異性が高く，血中量の濃度上昇が認められた場合は，ただちに心筋の障害と判定できます。また，トロポニンは急性心筋梗塞発症後約3～6時間後から上昇し，8～18時間後に最高値に達しますが，2～3週間後まで有意な上昇が続くため，症状がはっきりせず検査が遅れてしまった場合にも有用です。

もう一つが，「H-FABP（心臓由来脂肪酸結合蛋白）」という，日本で発見されたマーカーです。H-FABPは心筋の細胞質に存在するタンパク質で，心筋に障害を生じると，きわめて短時間のうちに循環血中に漏出します。H-FABPのマーカーはその漏出した物質を測定するもので，臨床では急性心筋梗塞発症早期（2時間以内）の診断マーカーとして有用であると言われています。

マーカー検査において，病気をもれなく引っかけられる値を「感度」，病気として間違

図表2　トロポニンTの判定方法

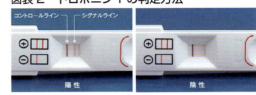

キットに検体を滴下し，コントロールラインとシグナルラインの両方が発色した場合は心筋梗塞陽性（**写真左**），コントロールラインのみが発色した場合は陰性（**写真右**）と判定する。
（写真提供：日本光電工業 株式会社）

っていないかを表す値を「特異度」と言います。心筋梗塞発症3時間以内では，トロポニンTの感度は31.9％，特異度は96.3％，H-FABPの感度は91.5％，特異度は55.6％であるため，両検査を同時に行うことで診断をより確実に行うことができます。

両者とも，迅速検査の手法の1つである「免疫クロマトグラフィー法」*を検出原理としています。検査方法は，検査キット上に全血を150μL滴下するだけで，判定までの時間も15分と短く，短時間で容易に判定することが可能です。なお，近年はより診断精度の高い「高感度トロポニン定量試薬」を導入する医療機関も増えています。しかし，導入には高額な機器が必要なため，現状は患者数の多い大規模病院での導入が中心です。

＊抗体を含む標識粒子が敷かれたセルロース膜に血液などの検体を滴下して行う検査。検体中に抗原が含まれていれば，その抗原と膜状の抗体が抗原抗体反応を起こして複合体を形成し，線上に置かれた抗体と結合して発色する。

★心筋梗塞マーカー関連の診療報酬
D007「30」心筋トロポニンT（TnT）定性・定量
（120点）
D007「37」心臓由来脂肪酸結合蛋白（H-FABP）定性，同定量
（147点）

8 血液ガス分析装置

血液ガス分析装置の役割　救急現場や重症患者の診断・病態評価に欠かせない検査

一般診療では身体の診察に加えて、病気や症状を考慮して血液検査を行います。基本的には①赤血球・白血球・血小板の数、②肝臓・膵臓・腎臓の機能、③血糖・蛋白・中性脂肪・コレステロールなどの栄養状態、④ナトリウム・カリウムなどの電解質バランス――等をチェックすることで、健康状態を観察できます。

なかでも命にかかわる救急医療の現場や、重症患者さんの診断・病態評価で欠かすことのできない検査が「血液ガス分析」です。これは、血液ガス分析装置を使用して、採血した動脈血液中の酸素濃度、二酸化炭素濃度、pHを測定するものです。すなわち呼吸の状態、肺における酸素化、体内の酸・塩基平衡を調べることになります。重症外傷、脳卒中、急性心筋梗塞、心不全、呼吸障害（肺炎や喘息発作）の場合などは、血液中の酸素・二酸化炭素を測定することにより呼吸機能（1回の呼吸量）、心臓状態などを把握することに

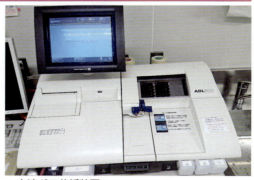

▲血液ガス分析装置

なります。これらはすべて命に直結するため、結果によって治療方針が即座に変わっていきます。

血液ガス分析は、まず大腿動脈、上腕動脈、橈骨動脈のいずれかを選択して採血するところから始めます。抜針後、転がして注射器内のヘパリンと十分混ぜ、凝固しないようにしたうえで、気泡を抜いてすぐにガス分析機に注入、結果を待ちます。

血液ガス分析の検査内容　血液中の酸素分圧・炭酸ガス分圧・pHを測定

我々は、生命活動に必要なエネルギーを得るために、基本的には糖質を使って体内で酸素を消費し、二酸化炭素を発生させています。体内で発生した二酸化炭素は静脈血に乗って肺に運ばれ、呼吸によって体外に放出され、同時に酸素を血液中に取り込んでいます（図表1）。この血液を採取して酸素と二酸化炭素の量を調べることにより、呼吸状態や肺の機能が観察できるわけです。

血液ガス分析装置によって直接測定できる

図表1　ガス交換の仕組み

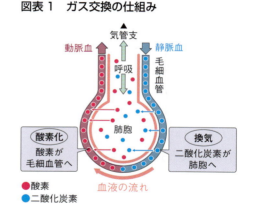

呼吸の状態を確認するため，動脈血液中の酸素濃度，二酸化炭素濃度，pHを測定する機器。

図表2　血液ガス分析装置による測定

血液ガス分析からわかること	見るべき測定値	基準値	症状
①酸素化（酸素が血液に取り込まれる程度）	PaO₂（酸素分圧），SaO₂（酸素飽和度）	80〜100mmHG 96%以上	SaO₂低下→酸素化障害
②換気（血液が二酸化炭素を肺胞に放出する程度）	PaCO₂（炭酸ガス分圧）	35〜45mmHG	PaCO₂上昇→換気不全
③酸塩基平衡〔水素イオンを放出する物質（酸）と水素イオンを取り組む物質（塩基）のバランス〕	pH（酸性・中性・アルカリ性を表す指標。0〜14まであり，7が中性）	7.35〜7.45	pH低下→アシドーシス（酸血症）pH上昇→アルカローシス（アルカリ血症）

のは，酸素分圧（PaO₂）・炭酸ガス分圧（PaCO₂），pHの3つであり，いずれも電極法によって行います（図表2）。

それ以外のパラメーター【重炭酸イオン（HCO₃⁻）・酸素飽和度（SaO₂）・塩基余剰〔base excess（BE）〕・緩衝塩基〔buffer base（BB）〕など】は，前述の3つの基本数値から計算して算出されます。つまり，これらの値を正しく解釈することは医療者として必須です。

体内では様々な酸が合成されますが，調節機構のはたらきにより，体内環境では常にpH7.4前後に保たれています。この調節機構が破綻して体内に酸が蓄積すると，酸・アルカリのバランスが崩れ，それを代償するために呼吸回数が増えて二酸化炭素の量が減ることになります。

つまり動脈血中の二酸化炭素の量とpHを調べることにより，間接的に体内の酸・塩基平衡を知ることができるのです。これらの指標に加えて，電解質としてNa（ナトリウム），K（カリウム），そして血糖値を知ることにより生命に直結する病態を管理することができます。

例えば，SaO₂が低下していれば酸素化障害，PaCO₂が上昇していれば換気不全の状態になっていることがわかります。

酸素化障害のときには頻呼吸やチアノーゼ症状がでます。肺炎や気管支喘息等が原因となります。症状改善のためには，まず投与酸素濃度を上げることが第一です。

一方，換気不全は，呼吸運動を担う筋力やその機能が呼吸負荷を支えられないときに生じます。PaCO₂の上昇をきたすことで，呼吸困難，頻呼吸，意識障害が起こります。人工呼吸が必要になることもあります。

また，pHが上昇している場合はアシドーシス（酸血症），低下している場合はアルカローシス（アルカリ血症）を引き起こしていることになります。

アシドーシスとアルカローシスはそれぞれ代謝性・呼吸性に分類されます。「代謝性」は主に重酸素イオン（HCO₃）や水素イオンに起因し，「呼吸性」は主に呼吸数（換気量）に起因しています。

★血液ガス分析装置関連の診療報酬

D007血液化学検査「36」（144点）を，当該保険医療機関内で行った場合に算定します（委託契約などで速やかに結果報告される場合は，院外での実施も可）。

また，急性期の呼吸不全の場合，毎日複数回の血液ガス分析の算定が認められます。

なお，血液ガス分析は動脈血で行うため，D419「3」動脈血採取（50点）も算定できます。

9 細菌検査培地

細菌検査の役割 症状の原因となっている細菌を割り出す

体の一部に痛みや炎症・腫れが出現したり、高熱、咳・痰の症状などが出たら、細菌感染症が疑われます。原因となる細菌には、肺炎球菌（肺炎、細菌性髄膜炎など）インフルエンザ菌（中耳炎、副鼻腔炎など）、緑膿菌（敗血症、尿路感染症など）、感染性大腸菌・O-157（細菌性腸炎）などがあります。

治療の開始にあたっては、まず、細菌の同定（分類上の所属や種名を決定すること）が必要です。そのための検査として、「グラム染色」と「細菌培養同定検査」があります。

グラム染色（D017「3」）と細菌培養同定検査（D018）

グラム染色は、検体中に存在する細菌を色素により染色し、顕微鏡で観察する検査です。色素に染まるか（陽性）染まらないか（陰性）、球菌（丸い形をした菌）であるか桿菌（細長い形をした菌）であるかを判断し、細菌を同定します（図表1）。

グラム染色は、①短時間で結果が得られる、②特別な機器を必要としない（試薬と顕微鏡）、③低コスト——という利点がありますが、一方で、①菌数が少ないと検出できない（105/mL 以上必要）、②難染色性の菌種は検出できない——といった欠点もあります。

一方、細菌培養同定検査は、寒天に種々の

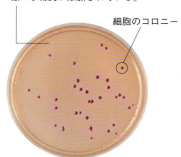

▲細菌培養後の細菌検査培地

栄養を加えた培地（細菌検査培地）に検体を塗り、発育した細菌を観察する検査です。検体を37℃の孵らん器で培養すると、だいたい24時間で細菌が発育し、集落（コロニー）と呼ばれる塊を形成し、肉眼的にも観察できるようになります。このコロニーの形態・色や培地の性質などを総合的に考え、病原菌を突き止めます。時間がかかりますが、グラム染色よりも正確な判定が可能です。

なお、検査に必要な検体は、症状により体の様々な部位から採取します。例えば、呼吸器系の症状（咳など）があれば痰、消化器系（下痢など）なら便を採取します（図表2）。化膿した場所の膿、関節液、脳脊髄液、胸水、腹水も細菌感染では重要な検査対象です。

薬剤感受性試験（D019 細菌薬剤感受性検査）

感染症の治療で最も有効なのは、細菌を死滅させる効力のある抗菌薬（抗生物質を含む）の投与です。残念ながらすべての細菌に効くという万能の抗菌薬はありませんが、検査室で細菌の同定が進歩することにより、より効力のある抗菌薬の絞込みが可能になりました。

さらに詳しく効果のある抗菌薬を特定する

図表1 グラム染色と形態による分類

グラム	形状	球菌	桿菌
	陽性菌	グラム陽性球菌	グラム陽性桿菌
	陰性菌	グラム陰性球菌	グラム陰性桿菌

1 検査・画像診断系材料＆機器

細菌培養同定検査で，細菌を培養するために用いられる。対象の細菌により，様々な種類がある。

図表2　検体別の検出菌

検体	日常検査で検出できる微生物	目的菌を決めた検査が必要な微生物
呼吸器からの検体	黄色ブドウ球菌，溶血レンサ球菌，大腸菌，その他の腸内細菌，緑膿菌，肺炎球菌，インフルエンザ菌，その他のHaemophilus sp.，ブランハメラ	ジフテリア菌，百日咳菌，抗酸菌，レジオネラ菌，マイコプラズマ，ノカルジア，真菌，クリプトコッカス
泌尿器，生殖器からの検体	黄色ブドウ球菌，溶血レンサ球菌，大腸菌，その他の腸内細菌，緑膿菌，腸球菌	淋菌，抗酸菌，真菌，トリコモナス，ガードネレラ
糞便	サルモネラ（チフス，パラチフスを含む），大腸菌O157，赤痢菌	病原性大腸菌血清型，腸管出血性大腸菌，ビブリオ（コレラ菌を含む），カンピロバクター，クロストリジウム・ディフィシル，クロストリジウム・パーフリーゲンス（ウェルシュ菌），エルシニア，セレウス菌，黄色ブドウ球菌，エロモナス，プレジ，オモナス

のが，「薬剤感受性試験」（D019）です。これは，耐性菌（薬剤への抵抗性をもつと薬が効かない）の検出のため行われるものです。

薬剤感受性試験を検査方法で大別すると「希釈法」と「拡散法」に分かれます。

希釈法は，さらに液体希釈法と寒天培地希釈法に分かれます。液体希釈法も寒天培地希釈法も薬剤（抗菌薬）を含む培地に一定量の菌を接種し，一定時間培養後にその発育の有無を観察し測定する方法です。

拡散法は一定量の菌を培地の表面に接種し，その上に薬剤（抗菌薬）を含む濾紙を置き，一定時間培養後，形成された発育阻止円の大きさを測定する方法です。

超細菌検査培地とは　細菌培養同定検査や薬剤感受性試験に必要不可欠

ここまで細菌感染の種類と検査，治療について見てきました。細菌培養同定検査や細菌感受性試験に必要となるのが，細菌検査培地です。培地とは，細菌を発育して肉眼的に観察できるようにするため，寒天に細菌の栄養となる種々の物質を加えたものです。

細菌には，①特殊な栄養が必要な菌，②分裂時間が長く発育に日数を要する菌，③酸素がなければ発育できない菌，④酸素があると発育できない菌，⑤発育至適温度の37℃前後の温度で発育できない菌，⑥発育pHが偏っている菌──など様々なタイプがあり，それぞれに適した培地が必要です（**図表3**）。大きな病院の検査室には，代表的な30種類ほどの培地が常備されています。

図表3　代表的な細菌検査培地

名称	説明
血液寒天培地	寒天の培地に，馬や羊などの血液を加えたもの。栄養が豊富なため細菌の発育性にすぐれており，様々な細菌の分離に用いられる。また，細菌の溶血性（赤血球を破壊する性質）を観察することもできる。
マッコンキー寒天培地	寒天の培地に胆汁酸塩などを加えたもの。胆汁酸塩は，グラム陽性菌の発育を阻止する性質をもつため，大腸菌などのグラム陰性桿菌の選択分離に適している。

★細菌検査培地関連の診療報酬
　細菌培養同定検査は，D018により算定します。

《細菌とウイルスの違い》
　細菌とウイルスには似たイメージがありますが，まったく異なる生物です。まず，ウイルスは細菌よりもずっと小さく，電子顕微鏡でなければ観察できません（細菌は光学顕微鏡で観察可能）。また，細菌は細胞をもち自ら増殖できますが，ウイルスには細胞がなく，他の生きた細胞を宿主にしなければ増殖できません。細菌には抗菌剤が有効ですが，ウイルスには効かないといった違いもあります。

10 スパイロメーター

スパイロメーターの役割　呼吸器の病態検査，診断，治療効果の評価等を行う

　肺や胸郭・気道に何らかの障害が発生すると，呼吸障害が起こります。スパイロメーター（肺活量計）は，息切れする，呼吸が苦しい，痰や咳が止まらない——などの病態を調べるほか，病気の診断，治療効果の評価，大手術前の呼吸機能の評価，さらに人間ドックにも用いられています。

　肺は，空気中の酸素を血液中に取り入れ，二酸化炭素を体外へ出す役割を担っています。成人では，平均的に1分間に15〜20回呼吸を行い，呼吸1回当たり約400mL，1分間で約7Lの空気を吸っています。

　空気の通り道である気道は，鼻腔と口から始まり，咽頭，喉頭を経て気管に通じます。気管は左右の主気管支に分かれ，さらにそこから次々に分岐を重ね，16分岐で終末気管支となります。ここまでがガスの通路でガス交換に関与しない「死腔」と呼ばれる部分です。さらに分岐が進み，23分岐で肺胞嚢となります。酸素と二酸化炭素の交換は肺胞と肺毛細血管の間で行われます。

　肺は胸腔内にあり，胸腔内は常時，陰圧になっています。胸腔を形成する胸郭は肋骨，肋間筋，横隔膜，胸膜，胸骨，脊椎，補助呼吸筋で構成されています。

　肋間筋，補助呼吸筋などの筋肉の収縮により胸郭が広がると胸腔内はより陰圧となり，肺が伸展されて気道肺胞内に空気が流れ込みます（吸気）。逆に，これらの筋が弛緩すると，胸腔内および肺が収縮し，肺内ガスが呼出されます（呼気）。

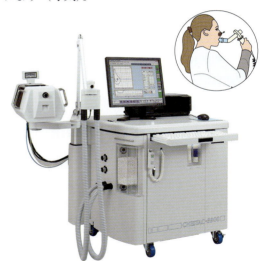

▲スパイロメーター（写真提供：チェスト株式会社）

スパイロメーターによる検査　「肺活量」，「1秒量」，「1秒率」で呼吸機能を測定

　スパイロメーターで検査するときは，まず口にマウスピースをくわえ，鼻から空気がもれないようにクリップでつまみ，顎を軽く上に向け，背中をできるだけまっすぐに伸ばした姿勢をとります。

　被検者は検査技師の指示にしたがって様々な方法で呼吸を行い，「肺活量」，「1秒量」，「1秒率」などの測定を行います。検査の所要時間は約10分です。

肺活量

　息をいっぱいに吸い込んで吐くことにより「肺活量」が測定できます。

　測定した肺活量を，予測式（図表1）で計算された予測値で除することにより，「％肺活量」が算出されます。この「％肺活量」が80％未満であれば拘束性換気障害と診断され，

1 検査・画像診断系材料＆機器

呼吸機能を検査するための医療機器。呼吸障害が起こる疾患の検査に用いられる。

肺炎，結核後遺症，肺線維症，胸膜疾患，胸郭異常，呼吸筋の障害などが疑われます。

努力性呼気の「1秒量」と「1秒率」

努力性呼気とは，空気を目一杯の力で吸い込んでから目一杯の力で最後まで吐き出すことです。肺活量と努力肺活量の違いは，空気をゆっくり吸い込んでからゆっくり最後まで吐き出すか，目一杯の力で吸い込んでから目一杯の力で最後まで吐き出すかの違いです。

主として，肺活量は拘束性肺疾患（間質性肺炎など，肺が硬くなり容量が小さくなる疾患）の評価として，努力肺活量は閉塞性肺疾患（慢性閉塞性肺疾患，気管支喘息など気道が狭くなる疾患）の評価として使われます。

「1秒量」とは，努力性呼気の呼出開始点から1秒間に呼出された気量のことです。「1秒率」とは，吐き出した全気量のうちの1秒間当たりの気量を率で表したものです（図表1）。

「1秒率」が70％未満だと，閉塞性換気障害と診断され，気管支喘息，肺気腫，慢性気管支炎などの慢性閉塞性肺疾患（COPD）が

図表1 肺活量の予測式と1秒率の計算式

肺活量の予測式	男性：0.045×身長(cm)−0.023×年齢−2.258 女性：0.032×身長(cm)−0.018×年齢−1.178
1秒率の計算式	1秒量÷努力肺活量×100

図表2 肺活量分画

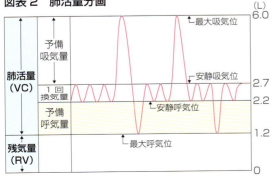

図表3 スパイログラム上での努力呼気曲線

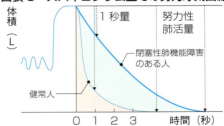

疑われます。また，「％肺活量」が80％未満かつ「1秒率」が70％未満の状態を混合性換気障害といい，高齢者に多い障害です。

残気量

なお，空気を最後まで吐き出したとしてもすべての空気を吐き出すことはできません。最後まで息を吐き出したあとも，肺に残っている空気量のことを「残気量」といいます（図表2）。残気量はスパイロメーターで計測することはできません。

> 肺活量…空気を胸いっぱいに吸い込み，どれだけ多くの空気を吐き出したか。
> ％肺活量…年齢や性別から算出された予測肺活量（基準値）に対する実測肺活量の比率。
> 努力性肺活量…胸いっぱいに息を吸い込み，一気に吐き出した空気の量。
> 1秒量…努力性肺活量のうちの最初の1秒間に吐き出された空気の量。
> 1秒率…努力性肺活量に対する1秒量の比率。
> 残気量…息を吐ききったあとに，なお肺内に残っている空気の量。

★スパイロメーター関連の診療報酬
D200 スパイログラフィー等検査
　1 肺気量分画測定（安静換気量測定及び最大換気量測定を含む）　　　90点
　2 フローボリュームカーブ（強制呼出曲線を含む）　　　100点
　3 機能的残気量測定　　　140点
　4 呼気ガス分析　　　100点
　5 左右別肺機能検査　　　1010点
D205 呼吸機能検査等判断料　　　140点
別途，使用した酸素・窒素の料金を加算します。

47

11 心臓カテーテル

心臓カテーテルの役割　虚血性心疾患の診断・治療に不可欠

心臓は全身に血液を送り出す重要な臓器です。この心臓の筋肉（心筋）を養っているのが3本の冠状動脈です。冠状動脈が動脈硬化により狭くなり十分な血液が心筋に送れなくなったとき、虚血性心疾患（狭心症や心筋梗塞）が発生します。心臓カテーテルは、虚血性心疾患の診断や治療に不可欠な医療材料です。

冠動脈造影検査

虚血性心疾患の診断には、冠動脈造影検査がゴールドスタンダードです。検査方法は、まず、合成樹脂でできた心臓カテーテルを腕や大腿の動脈から入れて冠状動脈や心臓内に到達させます。そこから造影剤を流し入れ、心臓や血管の内部を観察します。その結果狭窄が認められた場合には、狭窄の程度、数、部位で重症度を評価します。その情報をもとに薬物治療を行うか、経皮的冠動脈インターベンション（percutaneous coronary intervention：PCI）もしくは冠動脈バイパス手術（coronary artery bypass graft：CABG）による血行再建を行うかを決定します。

心臓カテーテル検査にはリスクもあります。

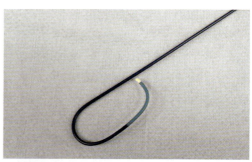
▲心臓カテーテル

例えば、①検査をきっかけに心不全が増悪する、②不整脈が発生する、③血栓が脳へ飛ぶことで脳梗塞が起こる、④カテーテルが心臓の壁を傷つけ穴をあける――などです。

④については、少量の出血ですみ、大事に至らないこともありますが、出血量が多いと心臓の周りの心嚢腔に血液がたまって心臓を圧迫することもあります。また、穿刺部位の血腫も合併症の一つです。

経皮的冠動脈インターベンション（PCI）

PCIは、狭窄した冠動脈の治療のために行われる治療法です。

動脈硬化により血管が狭窄した部分にバルーンカテーテル（先端に風船がついている）を入れ、バルーンを膨らませて狭窄部を広げます。そして、広げた部分が再び狭くならないように、ステントと呼ばれる金網状の筒をカテーテルから病変部にはめ込みます（**左の写真**）。ステントに薬がつけられていることもあります。PCI用には、バルーン以外にも先端に特殊な装置をつけた様々なカテーテルが開発されています。

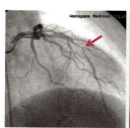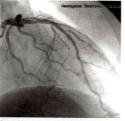
▲PCI：閉塞した冠動脈（写真・左の矢印部分）にステントが留置され、狭窄部が広がっている（写真・右）

① 検査・画像診断系材料＆機器

冠動脈造影検査，血管内超音波検査など，心臓疾患診断のための様々な検査に活用されるカテーテル。

心臓カテーテルの応用　めざましい技術の進歩により，より精緻な診断が可能に

しかし，虚血性心疾患の検査は，冠動脈造影のみでは十分ではありません。そもそも虚血性心疾患は，冠動脈壁に生じた動脈硬化性病変を基盤とする疾患です。しかし，冠動脈造影は血管内腔に造影剤を注入し撮影した投影像なので，冠動脈壁の情報は多く含まれません。また狭窄の程度を評価する際も，血管内腔の情報だけでは限界があります。

そこで最近では，心臓カテーテルを使って動脈硬化を調べる別の技術が発達しています。心臓カテーテル技術の進歩は著しく，この応用で心臓疾患の治療，予防がさらに効果的に行えるようになっているのです。

先端径1ミリのカテーテルを使用する血管内超音波装置

超音波で血管壁の断面像を描出する診断装置です。高周波数の超音波を発振する探触子のついたカテーテルを冠動脈内に挿入し，血管内で超音波を出しながら画像を描出します（左段の写真上）。断面像では，血管断面積，血管内腔断面積，プラーク断面積など，血管造影で評価できない冠動脈壁構造を見ることができます。コンピュータ処理により冠動脈病変の立体的な構造把握が可能となります。また，動脈硬化は，線維性，脂質性，石灰化など病変によってその性質が異なることが知られていますが，エコー輝度から組織性状を推定することもできます。

モノレール構造カテーテルを使用する光干渉断層撮影装置

光干渉断層撮影装置（左段の写真下）は，約1300nmの波長の近赤外線を用い，光の干渉性を利用して生体の断層画像を描出する診断装置です。血管内超音波の10倍もの高い画像分解能をもつのが特徴で，これまで病理組織像でのみ観察できた冠動脈病変の微細な構造的特徴を，生体内で評価することができます。撮影は，モノレール構造のカテーテルを冠動脈内に挿入して，末梢側から中枢側にかけて引き抜きながら行います。

★心臓カテーテル関連の診療報酬

心臓カテーテル関連の診療報酬としては，D206心臓カテーテル法による諸検査（3600点, 4000点）があり，新生児加算，乳幼児加算のほか，各検査方法によっても加算点数が細かく設けられています。

冠動脈の IVUS（血管超音波検査）画像

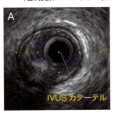
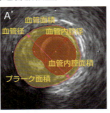
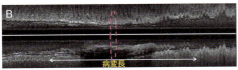

Time domain OCT システム

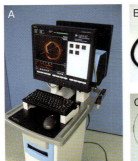
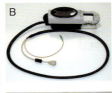
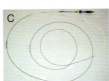

▲血管内超音波装置による冠動脈の画像（上）と光干渉断層撮影装置（下）

12 心電図

心電図の役割　心臓由来の異常に対し，最初に行われる検査

　心臓は全身に血液を循環させるポンプの機能を担っています。そのため心臓は，絶えず収縮と拡張を繰り返さなければなりません。心臓の興奮は刺激伝導系と呼ばれる特殊な心筋組織を介して心房筋，心室筋に伝わります。

　この心臓の筋肉の電気的変化を体表面に装着した電極から検出し，波形として記録したものが心電図です。いわば心臓からの「メッセージ」を受け取る検査です。

　心電図は心臓の電気的な活動を表し，P波，QRS群，T波などの波形が存在します。主に，P波は心房の興奮を，QRS群は心室の興奮を表しているとされています（**図表**）。

　心電図検査は，不整脈，狭心症，心筋梗塞，心筋症，心膜炎，先天性心疾患などの診断に役立ちます。しかし，簡便で豊富な情報が得られる一方，心臓の電気現象という間接的な観測であるという点で精度に限界があるため，エックス線検査や超音波検査と一緒に行うことで，より正確な診断に役立てます。

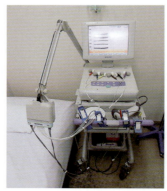

▲心電図

図表　心電図検査の原理

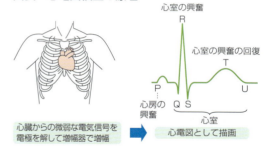

心電図の分類　用途・目的により，異なる方法で検査を行う

　心電図は，用途・目的により様々なものがありますが，ここでは「12誘導心電図」，「ホルター心電図」，「イベント心電図」，「運動負荷心電図」の3種類について説明します。

12誘導心電図

　もっとも基本的な心電図です。検査方法は，まず，患者に胸元と両手足首を出した状態でベッドに仰向けになってもらい，電極を胸部6カ所と両手，両足にセットします。そして，セットした電極から検出される心筋の電気的変化を波形として記録します。

両手，左足の3カ所の電極の組み合わせで6種類，さらに胸部から6種類，合計で12の誘導波形を得ることができます。検査の所要時間は3～5分くらいです。

ホルター心電図

　12誘導心電図検査で調べられる時間は3～5分ですから，日常生活のなかでの心臓の変化を捉えることはできません。数分の検査で異常波形がなかったからといって，心臓に異常がないとは断言できないのです。そこで，長時間連続して記録する検査として長時間心

1 検査・画像診断系材料＆機器

心筋からの電気信号を波形化するおなじみの医療機器。健康診断等でも幅広く利用されている。

電図（ホルター心電図）があります。医療関係者のなかには持ち運び用の心電図ということで，「ホルダー心電図」と間違える人もいます。

ホルター心電図は，作業時に発生しやすい狭心症，ストレスがかかったときや夜間に出現しやすい不整脈を捉えるのに有効です。心電図記録の解析は，コンピューターによる自動解析と，専門医が全波形記録を肉眼で観察し，必要な部分をさらに詳しく見る方法で行います。

検査方法は，前胸部に電極を付けたうえで，非常に軽いホルター心電図装置をベルトか肩掛けで体に装着します。検査中の行動や症状については，時間とともに記録しておきます。検査中に入浴はできませんが，その他は普段と変わらない生活ができます。

イベント心電図

発作時心電図記憶伝達装置使用心電図検査（イベント心電図）は，動悸などの症状が出た場合に患者さんが自ら測定する心電図で，持ち運びができるように携帯型になっています。24時間測定するホルター型心電図とは異なり，月に1回程度など頻度が低い不整脈発作には有効と考えます。

しかし，症状をもとに患者さん自らが測定するため，睡眠中に出現したり症状が乏しい不整脈や，意識消失を伴う不整脈への検査としては不適切と考えます。

運動負荷心電図

運動で肉体的負荷をかけることにより，安静状態では出現しない心臓機能の異常を検出するのが運動負荷心電図です。運動により心臓の筋肉の仕事量が増えると酸素消費量も増加し，その分多くの血液の流れが必要になり

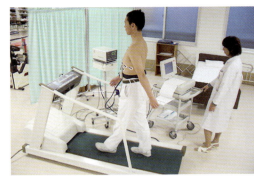

▲トレッドミル法による検査風景

ます。しかし，冠動脈に狭窄や閉塞があると心筋の仕事量に見合った酸素が供給されずに虚血が発生し，胸痛，不整脈，心電図変化が出現します。

一般的な運動負荷心電図検査は2種類あります。一つは「トレッドミル法」（**写真**）といい，ベルトコンベアの上を歩き，ベルトの速さと台の傾きを段階的に上げて負荷をかける方法です。もう一つは「エルゴメーター法」といい，自転車のペダルを漕ぎ，ブレーキの抵抗を上げることにより仕事量を増やす方法です。

いずれの方法も，計画されたメニューを医師の立会いのもとに行います。この検査は単に狭心症などの病気の発見だけでなく，心臓疾患の患者がどの程度の運動まで可能かを計算する検査でもあります。

★心電図関連の診療報酬

本文で解説した「12誘導心電図」はD208心電図検査「1」（130点），ホルター心電図検査はD210ホルター型心電図検査（90点，1500点），「運動負荷心電図（トレッドミル法，エルゴメーター法）」はD211トレッドミルによる負荷心肺機能検査，サイクルエルゴメーターによる心肺機能検査（1200点）で算定します。

13 血圧脈波検査装置

血圧脈波検査装置の役割　動脈硬化の予防と早期発見に役立つ

　動脈硬化は年齢とともに進行し，様々な疾患の原因となります。動脈硬化の危険因子として，高血圧・糖尿病・喫煙・肥満・肥満体型・運動不足・コレステロール高値・心臓病や脳疾患などの家族歴が挙げられます。また，進行の度合いには個人差があり，食生活や運動不足などの生活習慣が大きく関連しています。

　動脈硬化により引き起こされる疾患には，脳梗塞，脳出血，心筋梗塞，閉塞性動脈硬化症——などがあり，発症すると手遅れになりがちな疾患ばかりです。

　これらの疾患を予防するためには，動脈硬化の進行を身近に評価することが大切なことから，血管の検診は，定期的に受けることが推奨されています。

　血圧脈波検査装置は，動脈硬化を測定する一般的な装置で，全国の医療機関に1万台以上が導入されています。この装置でPWVおよびABIという2つの数値（後述）を計測することにより，血管の動脈硬化の程度や内腔の狭窄について簡便かつ非侵襲的に，定量的な評価を行うことができます。

　検査は，患者さんが仰向けに寝た状態で行います。左右の上腕と足首に，血圧と脈波を測定するためのカフを取り付け，PWVとABIの数値を同時に測定します。所要時間5～10分の簡単な検査です。

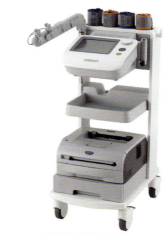

▲血圧脈波検査装置

血圧脈波検査装置で調べる2つの指標　脈波伝播速度（PWV）と足関節上腕血圧比（ABI）

脈波伝播速度（PWV：Pulse Wave Velocity）

　脈波伝播速度（PWV）は，血管のコンプライアンス，すなわち血管壁の柔軟性を調べる検査です。PWVは，身長から算出した上腕から足関節までの血管の距離を，上腕脈波と足関節脈波の立ち上がりの時間差で割って算出します（図表1）。

　心臓から押し出された血流により拍動（脈波）が生じますが，健常者の血管はゴムチューブのように伸展性があるため，拍動は血管

図表1　PWVによる動脈硬化の診断

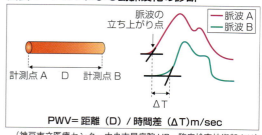

PWV＝ 距離（D）／時間差（ΔT）m/sec

（神戸市立医療センター中央市民病院HP　臨床検査技術部より）

壁で吸収されゆっくり伝わります。しかし，動脈壁が厚くなったり硬くなったりすると，

① 検査・画像診断系材料＆機器

血管の柔軟性や部位ごとの血圧の差を調べることにより，動脈硬化を非侵襲的に検査することができる装置。

図表2　PWVの基準値

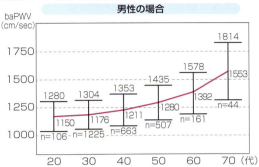
男性の場合

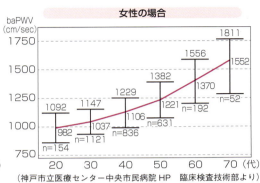
女性の場合
（神戸市立医療センター中央市民病院HP　臨床検査技術部より）

拍動が血管壁に吸収されないため，PWVは速くなります。PWVの基準値は1400cm/秒で，これを超える場合，動脈硬化が疑われます。PWVは血管年齢や動脈硬化の指標として一般に利用されているほか，最近では冠動脈疾患の指標としても利用されています。脳・心血管疾患の一つの危険因子になり得るという報告が，ここ数年増加しています。

足関節上腕血圧比（ABI：Ankle Brachial Index）

足関節上腕血圧比（ABI）は，部位ごとの血圧の差（動脈の詰まりの程度）を調べる検査です。足関節の収縮期血圧（Ankle）の数値を，上腕の収縮期血圧（Brachial）の数値で割って算出します。ABIは，末梢動脈疾患（PAD：peripheral arterial disease）を調べる検査としては最も簡便かつ推奨されているもので，診断効率を格段に上げることができます。

一般に，足関節の血圧は上腕血圧に比べ

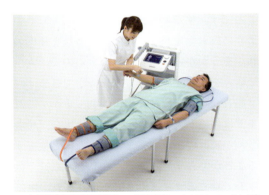
▲血圧脈波検査の様子　（写真提供：オムロンコーリン社）

20mmHgくらい高いため，ABIの正常値は1.1～1.4です（図表3）。ABIが0.9以下の場合，動脈硬化により血管の内腔が狭くなり，下肢への血流が悪化して足関節血圧が低下していることが考えられるため，MRIなどで血管内腔を検査する必要があります。また，このような患者さんは心臓や脳の血管にも動脈硬化・狭窄が発生している可能性があるため，同時に別の検査や治療を行っていきます。

★血圧脈波検査装置関連の診療報酬

　血圧脈波検査装置を使って行う動脈硬化の検査は，D214 脈波図，心機図，ポリグラフ検査「6」血管伸展性検査（100点）により算定します。

　血管伸展性検査は，脈波図から脈波伝達速度を求めて行うものですが，このために行った脈波図検査と併算定することはできません。

図表3　ABIの基準値

ABI	診断	追加検査
1.41以上	動脈壁の石灰化を疑う	TBI（足趾上腕血圧比）
1.00～1.40	ほぼ正常	—
0.90～0.99	境界域	負荷検査，エコー，CT
0.89以下	血流障害，狭窄，末梢動脈疾患を疑う	エコー，CT，血管外科受診

53

14 超音波診断装置

超音波診断装置の仕組みと役割　反射した超音波を画像化して臓器を診る

超音波診断装置は，超音波〔人間が聞くことのできる周波数（20kHz）以上の音の波〕を体内に発信して，体の各臓器から反射してくる波を感知し，画像化するものです。

超音波検査（エコー）は，毎日全国で20万人以上の人が受けており，現在の日常診療に欠かすことのできない検査です。

超音波検査の最大の特徴は，無侵襲であることです。すなわち，針を刺したり，CTのように放射線を当てたりすることなく体内の様子をうかがい知ることができるので，安全で痛みを伴わず，何回でも検査ができます。

超音波診断装置は非常に便利ですが，これまでは装置が大きく，ほとんどの場合，患者さんが装置のある部屋まで行かないと検査することができませんでした。しかし最近では，片手で持てるサイズにまで小型化され，医師の白衣のポケットにも入るほどになりました（写真）。

小型化することで，どこでも検査ができるようになり，「外来診察室」，「病棟（回診時）」，「患者宅（往診・訪問診療時）」，「救急現場」，「ドクターヘリ，ドクターカーなどの狭い場所」――など，これまで検査しづらかった様々な場所やシチュエーションでの検査が可能となりました。

今後，さらに装置が進歩すれば，医師1人に1台，言わば画像の見える聴診器として，首からぶら下げる時代が来るでしょう。

超音波検査で用いられるプローブ（探触子）は，超音波を送信するとともに，はね返ってきた超音波を受信する部分です。主にコンベックス型，セクタ型，リニア型の3種類のプローブがあり，検査の対象とする臓器によって使い分けます。

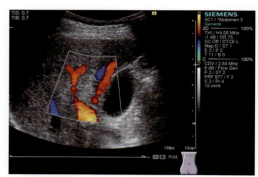
▲肝臓の画像

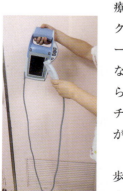
▲小型の装置

図表1　プローブの種類

	診断部位／適応疾患	説明
コンベックス型 2.0〜8.0MHz	診断部位：肝臓・胆嚢・膵臓・腎臓・脾臓・消化管など 適応疾患：胆石・胆嚢炎・肝炎・虫垂炎・大腸憩室炎・腸閉塞など	コンベックス型プローブは，接地面が大きく，放射状に超音波を放出するプローブです。体の深い領域まで超音波を届かせることができ，扇状に広角での観察が可能であるため，肝臓や腎臓など腹部臓器の超音波検査に用いられます。
セクタ型 2.0〜5.0MHz	診断部位：心臓 適応疾患：心肥大・拡張型心筋症・各種の弁膜症・心筋梗塞など	セクタ型プローブは，接地面が小さく，放射状に超音波を放出するプローブです。肋骨と肋骨の間などの狭い部位の検査が可能であり，心臓の超音波検査に用いられます。
リニア型 6.0〜18MHz	診断部位：頸動脈・乳腺・甲状腺 適応疾患：動脈閉塞性疾患・バセドウ病・橋本病・乳がん・乳腺症・良性腫瘍など	リニア型プローブは，接地面が平らで，直線状に超音波を放出するプローブです。比較的浅い領域の超音波検査に適しているため，血管や甲状腺，乳腺など表在臓器の超音波検査に用いられます。

1 検査・画像診断系材料&機器

日常診療に欠かせない医療機器。液状成分や固体の描出にすぐれているため，実質臓器の検査に適している。

超音波診断装置での検査　様々な領域の診断に活躍，整形外科領域でも活用が進む

超音波検査は，腹部（胆嚢，肝臓，膵臓，腎臓，脾臓など）の診断に非常に有効であるほか，心臓では，弁膜症や心筋梗塞時の梗塞部位の診断にも使用されます。また，産婦人科領域では，胎児の心拍や成長の観察，子宮筋腫や卵巣腫瘍の診断にも威力を発揮します。脳外科領域では，頸動脈の動脈硬化の程度を検索でき，血管撮影を行うことなく血管の狭窄を調べることも可能です（⇒「頸動脈エコー」参照）。その他，乳腺領域，泌尿器科領域でも欠かすことのできない装置です。

さらに最近は，整形外科領域でも，軟部組織（腱，靱帯，軟骨，神経，血管等）の診断

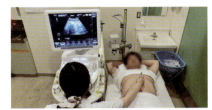

▲腹部の超音波検査の様子

にもよく用いられるようになっています。

超音波診断装置は，被ばくや長い待ち時間といった問題が少なく，軟部組織の描出に優れているうえ，診察室でリアルタイムに診断できるので，普及が進んでいます。

★超音波診断装置関連の診療報酬
　超音波検査は，D215により算定します。同一の患者に同一月に同一の検査を2回以上行った場合，2回目以降は所定点数の100分の90で算定します。

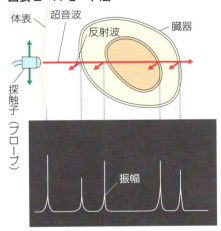

図表2　Aモード法

＊超音波検査で，体内の血流情報を表示させる方法を「ドプラ法」といいます。
　「ドプラ法」は，音源（この場合血液）が動くときに，その速度によって，音（超音波）の波長や周波数が変化する現象（ドプラ効果）を利用したものです。特定位置の超音波の周波数変化を血流速度に変換してグラフ化する「ドプラモード」と，画像上に指定した領域での流速変化を色で表現する「カラードプラモード」があります。特に心エコーで，心臓の血流を評価する際に有用です。

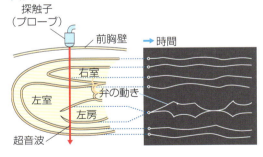

図表3　Mモード法

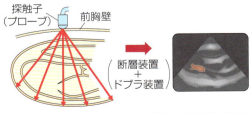

図表4　ドプラ法＊

※ドプラ効果（動くものから出る波の周波数が変化する現象）の応用により，血流が近づく部分は赤く，遠ざかる部分は青く表示される

55

15 頸動脈エコー

動脈硬化とは　脂質や血栓などにより動脈内腔が狭くなった状態

動脈の壁は，大きく内膜，中膜，外膜の3層から成り，それぞれの膜の間は，弾性線維の集合体である弾性板で仕切られています。

動脈硬化とは，動脈壁の弾性の低下と，血管内腔の線維性肥厚，脂質沈着，石灰沈着，血栓形成などの複合により内腔の狭窄をきたし，血流低下が起こる状態を指します（図表）。

主な要因としては，①内臓脂肪の蓄積，②高血圧，③脂質異常症，④喫煙，⑤糖尿病——が挙げられます。これらが複数あてはまる"メタボリックシンドローム"の早期の段階で，動脈硬化の予防に取り組むことが望ましいでしょう。

動脈硬化が進行すると，狭心症，心筋梗塞の急性冠症候群や脳梗塞，脳出血の脳卒中のリスクが高まります。

動脈硬化巣に存在する内膜の斑状肥厚性病

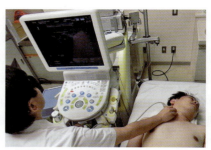

▲頸動脈エコー

変をプラークといいます。大動脈のような太い動脈では，プラークにより内腔の閉塞を生じることはありませんが，冠動脈のような中型動脈では内腔の閉塞を起こします。狭心症や心筋梗塞など虚血性心疾患の発症には，このプラークの破裂とそれに続く冠動脈内血栓の形成が最も大きな基盤になっていると言われています。

図表　正常な血管と動脈硬化している血管の断面図

正常	動脈硬化		
	狭窄（※1）		閉塞（※2）
外膜／中膜／内膜	安定プラーク	不安定プラーク	血栓
	プラーク（脂質など）		

※1　加齢や生活習慣病などにより内膜に脂質などがたまり，血管が狭くなって，血流が悪くなります。
　　プラーク内に出血が多い不安定プラークの場合は危険性が高まります。
※2　動脈硬化がさらに進んで，狭くなった血管に血栓（血の塊）等ができると，血管が詰まります。

頸動脈エコー検査　動脈の肥厚やプラークの有無をチェックし，動脈硬化を診断

頸動脈エコーは，頸動脈の状態から動脈硬化を簡便に調べることのできる超音波検査です。無侵襲で行うことができ，全身の動脈硬化病変の程度や障害の危険度を評価・推測するときの第一選択になります。

実際の検査方法について説明します。まず，

① 検査・画像診断系材料&機器

患者の体を傷つけずに、超音波により動脈の構造や病変が検査できる機器。動脈硬化の診断・予防に役立つ。

患者さんに仰臥位になってもらい、患側の頸部が広範囲見えるよう、顎を前方に突き出し、対側に頭部を約30度傾斜させます。このとき必要以上に傾斜させてしまうと、頸部の筋肉（胸鎖乳突筋）が緊張してアプローチが困難になったり、血流状態が変化したりすることがあるため、注意が必要です。

次に、一般に頸動脈の血管形態や走行深度に適した高周波のリニア型探触子（プローブ）を用いて頸部に超音波を当てて、その反響を映像化し、頸動脈壁の肥厚やプラーク形成の有無を調べます。総頸動脈、内頸動脈、椎骨動脈が観察領域ですが、特に頸動脈分岐部周辺が重要な観察ポイントとなります。

画像の表示方法には、①超音波断層像、②カラードプラ法、③パルスドプラ法――があり、それぞれに特徴があります。

超音波断層像は、短軸、長軸方向の描出が可能で、血管短軸断層像は血管を輪切りにした像、血管長軸断層像は血管を流れに沿って縦断した像となります。カラードプラ法とは、それらの像に血流を色別で表示させるもので、原則的に探触子（プローブ）に向かう血流を赤色、遠ざかる血流を青色としています（写真）。パルスドプラ法は高さにより血流の多さを示すものです。

評価項目として特に重要なものが、内膜・中膜複合体厚（IMT：Intima-Media Thickness）です。この数値により、動脈硬化の有無を調べます。IMTの正常値は1.0mm以下とされ、1.1mm以上であれば、異常肥厚と診断します。IMTは健康成人であっても加齢に伴って肥厚するため、動脈硬化関連疾患の危険度を示す基準値は年齢別に設定されています。IMT測定は患者への負荷が少なく、

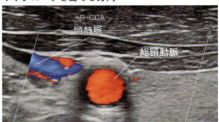

↓↓プローブを当てる方向

▲写真は血管を輪切りにした短軸断層像。画像は患者の足側から見たかたちになる。血圧が弱い静脈は扁平に写る。

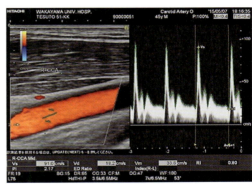

▲左側が長軸断層像で右側は流速（収縮期と拡張期の速度）

画像で視覚的に説明できるため、治療の動機付けとしても有用性が高いものです。

さらに、狭窄率を調べることも、治療方針の決定において重要になります。内頸動脈では、North American Symptomatic Carotid Endarterectomy Trial（NASCET）法による計測が基本です。

動脈硬化の危険因子を複数もっているような人は、年に一度は頸動脈検査を行うとよいでしょう。

★頸動脈エコー関連の診療報酬
　頸動脈エコーの算定は、D215超音波検査によります。本文中の①超音波断層像を行った場合は、「2」「ロ」その他の350点を算定します。②カラードプラ法、③パルスドプラ法を行った場合は、さらに200点を加算します。

検査
画像診断

16 骨密度測定器

検査・画像診断系材料＆機器
検査
画像診断

骨粗鬆症とは 骨密度が低下し骨折しやすくなった状態。国内患者数は1280万人

骨は常に新陳代謝を繰り返し，骨形成と骨吸収（骨が溶け出すこと）がバランスよく行われていますが，何らかの原因でこのバランスが崩れると，骨密度（bone mineral density）*が低下していきます。

骨密度の低下が進むと，骨のなかが鬆（す）が入ったようにスカスカの状態になって骨がもろくなり，わずかな衝撃でも骨折をしやすくなります。この状態が，骨粗鬆症です（**写真**）。

骨粗鬆症は，その原因によって大きく2つのタイプに分けられます。1つ目は，主に加齢によって引き起こされる「原発性骨粗鬆症」で，骨粗鬆症の多くはこのタイプです。2つ目は，病気や薬の影響で二次的に起こるタイプで，これを「続発性骨粗鬆症」といいます。

日本国内の骨粗鬆症患者数は約1280万人（男性300万人，女性980万人）と推測されており，脳卒中，認知症と並び，寝たきりの原因になっている重大な疾患です。

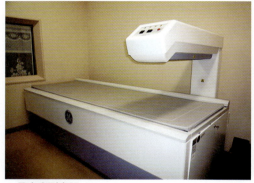
▲骨密度測定器

女性に骨粗鬆症が多いのは，女性ホルモンが大きく関与しています。加齢に伴ってエストロゲンが減ると破骨細胞の働きが盛んになり，骨をつくる骨芽細胞の働きとのバランスが崩れるため，骨量が減っていきます。

高齢になってからも十分な骨密度を保つためには，カルシウムを十分に摂取するとともに，カルシウムの吸収を促す栄養素を食事に採り入れることが大切です。また，適度な運動は骨代謝を盛んにするので，骨を強くするのに有効です。

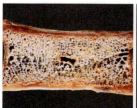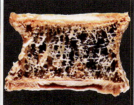
▲正常な骨（左）と骨粗鬆症の骨
（写真提供：浜松医科大学名誉教授　井上哲郎氏）

*骨塩量（g）を面積（cm^2）で割って測定する。骨塩とは骨に含まれるミネラルのことで，そのほとんどがカルシウム。カルシウムは成人で体内に約1kg存在し，その99％が骨に蓄積される。また骨の強度の80％は骨塩量に基づくため，これを測定することで，骨の強度や老化を知ることができる。

骨密度測定器の仕組み 2種類のエックス線により骨密度を測定

「骨密度測定器」は，骨の状態を調べ，骨粗鬆症の診断などに役立つ医療機器です。この機器で2種類の異なるエネルギーレベルのエックス線を照射し，骨と軟部組織の透過率

1 検査・画像診断系材料＆機器

エックス線を用いて様々な部位の骨の状態（骨密度）を調べる医療機器。骨粗鬆症の診断に不可欠。

図表　骨密度の測定方法

測定方法	内容
DEXA法（Dual Energy X-ray Absorptiometry／二重エネルギーX線吸収測定法）	骨密度測定器を用い、2種類のX線を当てて骨をスキャンし、透過率の差から「骨成分」だけを測定しようとする測定方法
MD法（Microdensitometry／微量濃度測定）	エックス線で、第二中手骨とアルミニウムの基準物質を同時に撮影し、陰影濃度を比較して、骨密度を測定する方法
CT法（Computed Tomography／コンピュータX線断層撮影装置測定法）	コンピュータX線断層撮影装置で撮影し、画像に現れる骨の映像の濃度をコンピュータが測定する方法
QUS法（quantitative ultrasound／超音波法）	超音波測定装置に足を乗せて、「踵骨の骨密度」を測定する方法

検査・画像診断系材料＆機器

検査
画像診断

（体をすり抜けてきたエックス線量）の差を利用する「二重エックス線吸収測定法（Dual-Energy X-ray Absorptiometry：DEXAもしくはDXA）」により、骨密度を測定します。

測定対象となる骨は、腰椎、大腿骨頸部、前腕骨および全身骨です。短い測定時間（全身で7～8分、腰椎なら3分程度）で高精度の測定ができ、放射線の被ばく量もわずかで済みます。なかでも腰椎DEXAは、骨量測定の標準方法として重視され、骨粗鬆症の診断、経過観察や治療効果の評価に広く用いられています。

なお、骨密度測定器で得られるのは骨とそれ以外の体の組織（軟部組織）を含んだ情報なので、骨部分の数値を正確に算出するためには、軟部組織の情報を正確に得ることが必要になります。

そのため測定する際には、患者の体の厚みに合わせて3段階のモード（高体厚、標準、低体厚）を使い分けることで、より正確な値を算出することができます。

また、DXA法（二重X線吸収測定法）以外の測定方法として、MD法（X線写真濃度測定法）やCT法（超音波法）などが挙げられます（図表）。

MD法は、手のX線写真をアルミニウム製の基準物質（階段もしくはスロープ）と同時に撮影し、第2中手骨と基準物質の写真濃度を読み取り、比較するものです。

超音波法（QUS）は、超音波が骨を通過する速度（超音波伝達速度：SOS）と、通過の時に超音波が減衰する程度（超音波減衰係数：BUA）を測定することにより、総合的に評価する方法です。

骨粗鬆症の診断は、健康な20～44歳の骨密度を基準（100%）として行い、70～80%で「骨塩量減少」、70%未満で「骨粗鬆症」と診断されます。

骨粗鬆症と診断された場合には、薬による治療が中心となります。現在は錠剤だけでなく、注射や点滴タイプの薬も出ており、患者さんの状態に合わせて最適な治療ができるようになっています。その一方、骨粗鬆症患者のうち、治療を受けているのは20%に満たないとも言われています。自分の骨密度を知ることが、治療・予防の第一歩と言えるでしょう。

★骨密度測定器関連の診療報酬
骨密度測定器を用いた骨密度測定の診療報酬は、D217骨塩定量検査の「1」「2」（360点、140点）に定められています。

17 パルスオキシメーター

パルスオキシメーターの役割　センサーにより動脈血中の酸素飽和度を測定

血液中に十分酸素が取り込まれているかどうかは、私たちの体にとって、血圧や体温と同じくらい非常に大切なことです。

パルスオキシメーター〔経皮的動脈血酸素飽和度（SpO_2）測定器〕とは、脈波を利用して動脈血中の酸素飽和度（酸素を運んでいるヘモグロビンという色素の割合）をリアルタイムで計る装置です。

指先の爪の部分にクリップ型のセンサーを取り付け、指に波長の異なる2種類の光（赤色光と赤外光）を当て、透過した光の量を測定することにより、血液採取することなく

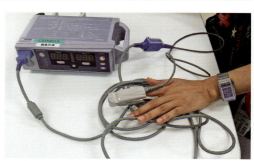
▲パルスオキシメーター

SpO_2を測定します（写真）。

具体的には、動脈血の赤色の度合いによりSpO_2を算出[*]します。血液は一見赤い液体のように見えますが、この赤色は赤血球中のヘモグロビンによるものです（ヘモグロビンは酸素と結び付くことで、鮮やかな赤色になる）（図表1）。液体成分の血漿は薄黄色で、その血漿中に無数の赤血球が浮かんでいるため、肉眼では赤く見えるのです。

[*] 酸化ヘモグロビンと還元ヘモグロビンの吸光度の差を利用して、血液中のヘモグロビンにおける酸化ヘモグロビンの割合を測定する。

図表1　動脈血酸素飽和度（SpO_2）とは

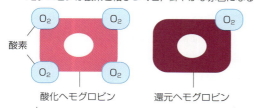

この両者の比率が酸素飽和度。
酸化ヘモグロビンの割合が97%以上で正常。

広がるパルスオキシメーターの用途　慢性呼吸器疾患の管理やリハビリの評価にも

パルスオキシメーターは、元々手術時・麻酔時のバイタルサインモニターとして利用されていましたが、患者に負担をかけずに瞬時にSpO_2が測定できることから、利用用途は大きく広がり、現在では、スクリーニング、診断、経過観察、自己管理など様々な目的で利用されています。

病棟や救急車での利用方法

例えば病棟では、酸素投与を行っている重症患者の管理に用いられており、数値は24時間ナースステーションで監視されています。

また、救急車にも装備されており、救急患者の初療時に酸素投与が必要か判断するために利用されます。

様々な疾患での利用方法

COPD（慢性閉塞性肺疾患）などの慢性呼

1 検査・画像診断系材料＆機器

非観血的に動脈血酸素飽和度（SpO₂）を測定する医療機器。手術・麻酔時をはじめ広範な用途で利用される。

吸器疾患において，在宅酸素療法の導入や酸素流量を決定するためにも使われます。酸素の必要量などは個々の病態によって異なるので，主治医は，患者ごとに適切な酸素供給源，酸素流量，吸入方法，吸入時間，安静時・労作時・睡眠時の吸入量——を処方します。

また，肺炎などの重症度判定にも使われます。SpO₂が90％以下の場合，臨床症状と合わせて重症と判断します。

そのほか，最近社会的に問題になっている睡眠時無呼吸症候群の疑いのある患者の診断にも，パルスオキシメーターは欠かせません。

さらに，脳卒中，心臓病，呼吸器疾患等のリハビリテーションでは，運動療法を実施できる状態にあるかどうかをスクリーニングしておくことが必要となりますので，事前に運動アセスメントを実施しますが，このアセスメントには，安静状態でのSpO₂測定およびパルスオキシメーターを使った歩行試験が必須評価項目です。運動療法中にもSpO₂をモニターすることによりリスク管理が行われます。

このほか，最近では，医療分野に限らず，高山病予防やスポーツ選手のコンディショニングチェックなど，非医療分野でも活用されています。

パルスオキシメーターの種類

パルスオキシメーターは，測定器本体と装着部分であるプローブで構成されており，この2つがケーブルでつながっているタイプと，本体とプローブが一体になっているタイプの2種類があります。また，プローブにも種類があり，消毒・清掃することで繰返し使用可能なリユーザブルタイプ，一人の患者に限定して使用するディスポーザブルタイプがあります。リユーザブルタイプは短時間のスポット測定に有用で，ディスポーザブルタイプは装着時の圧迫が少なく，長時間の測定に適しています。

さらに，指ではなく耳に装着するクリップタイプや粘着テープタイプ等もあり，用途や装着部位に応じて使い分けられています。

★パルスオキシメーター関連の診療報酬

パルスオキシメーターによる動脈血酸素飽和度測定は，D223 経皮的動脈血酸素飽和度測定（30点）やD223-2 終夜経皮的動脈血酸素飽和度測定（100点）により算定します。

なおD223は，人工呼吸や閉鎖循環式全身麻酔と同時に行った場合は，別に算定できません。

図表2　パルスオキシメーターの原理

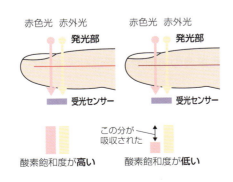

酸素と結合したヘモグロビンは赤色光を透過させるので赤く見え，酸素と結合していないヘモグロビンは赤色光を吸収するので黒っぽく見える。赤外光はどちらのヘモグロビンもよく透過する。

この原理を利用して，皮膚の上から赤色光と赤外光を当て，どれだけ吸収されたかを計測すると酸素飽和度が出る。

18 脳波計

脳波とは　脳の情報伝達の際に発生する電気信号を記録したもの

脳の基本単位はニューロンです。ニューロンは，①神経細胞体，②軸索，③樹状突起—により構成されています。ニューロンとニューロンの間にはシナプスがあり，脳の情報伝達は，このシナプスを介した電気活動として伝わっていきます（図表1）。ヒトの脳の電気活動は，1929年，ドイツの精神科医 Hans Berger により初めて記録されました。脳波は，この情報伝達の際に発せられる2種類の電位*の総電位をとらえたものです。

脳波計は，脳から発生した1～500mV（マイクロボルト）の微弱な電位変動を増幅器で100万～200万倍に大きくし，一定速度で流れる紙の上に脳波を記録します。記録方法には国際基準があり，1秒間＝記録紙30mm，50mV＝振幅5mmで描出されるようになっています。

30mm（1秒間）に現れる波の数により，

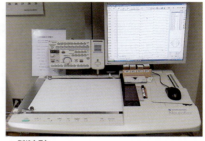
▲脳波計

脳波の周波数を測定することができます。脳波は，周波数により，δ（デルタ）波，θ（シータ）波，α（アルファ）波，β（ベータ）波の4種類に分類されます（図表2）。安静覚醒・閉眼状態では，通常α波が出現します。また，α波よりも周波数の低いδ波およびθ波を「徐派」，周波数の高いβ波を「速波」と呼ぶこともあります。

＊興奮性後シナプス膜電位と抑制性後シナプス膜電位

図表1　ニューロンとシナプス

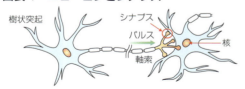

図表2　脳波の種類

名称	波形	周波数	意識の状態
ベータ波（β波）		14Hz以上	緊張・興奮状態
アルファ波（α波）		8～13Hz	精神的に安定している状態
シータ波（θ波）		4～7Hz	安眠覚醒・閉眼状態
デルタ波（δ波）		～3Hz	無意識，熟睡状態

脳波の検査方法　電極を用い，突発異常波の有無や背景活動波を調べる

脳波検査の方法

脳波検査は，静かで湿度が低く，電気的雑音の少ない検査室で行われます。患者は仰向けでリラックスした状態で，電極を粘着クリームで頭皮に固定し，脳からの微弱な電気活動を測定します。痛みはありません。基本的には目を閉じた状態で行い，動かないことが重要です。

一般に電極は，「国際10-20電極法」と呼ばれる方法により配置します（図表3）。こ

脳から生じる電気活動を電極で測定。てんかん，頭部外傷，脳卒中の診断や治療等に役立つ。

の方法により，頭の大きさに関係なく一定部位・等間隔に電極が配置でき，大脳のほぼ全領域をカバーできます。

検査は覚醒・睡眠時それぞれ20分程度行い，50分前後で終わります。眠れない場合は薬を使用するため，効き始めまでの時間をみておく必要があります。

また，最近では，患者さんの頭部に被せるだけで脳波測定ができる脳波キャップもあります（**写真**）。近年，神経救急・集中治療の普及により，意識障害の患者への活用が増えています。また，NICUでは新生児用のキャップの利用も増えてきています。

脳波検査が有効な疾患

脳波検査では，主に**突発性異常波**（他の部分に比べ振幅が大きく，波形も異なる波）の出現と**背景活動波**（突発性異常波以外の部分）をチェックします。

脳波検査が最も有用なのは，てんかんの診断・治療です。てんかん特有の波形を確認して診断を行い，薬の効果を脳波で確認しながら，その量や種類を考慮し，病気をコントロールしていきます。

また，脳波検査は，頭部外傷や脳卒中，脳炎の患者さんの脳活動の評価にも欠かせません。さらに，様々な原因によって生じる意識

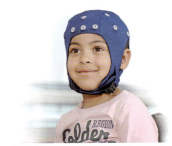

▲ 脳波キャップ（写真提供：株式会社ミユキ技研）

《ブレイン・コンピュータ・インターフェイス（BCI）》
　人間の脳波を解析し，何かしらの動作に変換をすること。例えば，「左に動け」と頭でイメージした時の脳波を意思伝達装置などに入力し，その信号によってモノを動作させることができる。
　BCIの技術は，ALS（筋萎縮性側索硬化症）などの難病患者の生活を支援する道具としての活用が期待されている。

障害の程度の判断にも最適で，所見によっては障害部位や予後の予測もできます。一般的に背景活動での周波数が低ければ低いほど，意識障害の程度は高度になります。

そのほか，重症脳障害の予後予測や，脳死判定にも必要な検査です。脳死では電気活動がないので，脳波は平坦になります。

脳波検査は，継時的に行うことにより，客観的に脳の活動状態を把握できるため，救急病棟や脳外科，神経内科の病棟では日常診療のなかで頻用されています。

誤解があってはいけませんが，脳波検査では心を読んだり，知能を測定するようなことはできません。

★脳波計関連の診療報酬
　脳波検査関連の診療報酬は，D235 からD237-2 までの各検査料と，D238 脳波検査判断料（350点，180点）を合算して算定します。

図表3　脳波検査の様子と国際10-20電極法

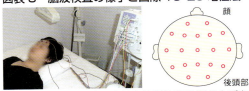

国際10-20電極法…鼻根と後頭結節の間および左右耳介前点の間を10または20％間隔で分割し，頭皮上に19個（右上図の〇部分），両耳介に2個，計21個の電極を配置します。

19 眼底鏡・眼底カメラ

眼球の構造　光を網膜の受容体で感知，情報として視神経から脳へ送る

目は，外部の情報を脳に伝える大事な役目をもっています。ヒトが得る情報の80％以上は視覚によるものです。耳や鼻など，他の感覚器官で受け取った情報よりはるかに多くの情報を目から受け取っているのです。また，目は体の中で唯一，動脈を直接観察できる器官でもあります。

眼球の構造について説明します。眼球は，外側にある角膜と強膜に包まれ形を保っています。透明な角膜は，外からの光を屈折させたうえで目の中に入れる役割があります。強膜は，あまり光を通しません。強膜の内側には，ぶどう膜があります。ぶどう膜は，①虹彩（瞳のこげ茶部分で，瞳孔から入る光の量を調節），②毛様体（筋肉の動きで水晶体の

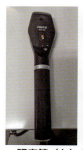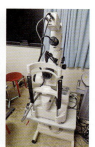

▲眼底鏡（左）と眼底カメラ

厚さを変えてピントを合わせる），③脈絡膜（網膜に栄養を送る）――の３つの部分からなります（図表）。

瞳孔から入った光は網膜に達します（網膜には，光の受容体が約１億3000万個あります）。光は，100万個の神経線維をもつ視神経を通り，情報として脳の視中枢である後頭葉に送られます。

眼底検査とは，眼底鏡や眼底カメラを用い，レンズを通して網膜や眼底の血管，視神経などを調べ，様々な疾患の診断に役立てる検査です。

図表　眼球の断面図

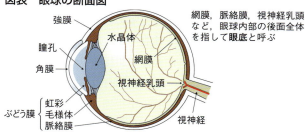

眼底検査の有用性　脳腫瘍，高血圧・糖尿病の合併症，緑内障の診断などに役立つ

眼底鏡による観察

眼底鏡による観察は，少し暗くした部屋で行います。患者さんと医師が向かい合い，眼底鏡で瞳孔から光を入れ，網膜を観察します。まず，目印となる視神経の出入り口（視神経乳頭）を，次いで四方にのびる網膜血管とその周辺の網膜を観察します。

検査時間は約１分で，患者さんには医師の指示に従い正面や上下左右など９方向を見ていただき，網膜の隅々まで観察します。

眼底カメラによる撮影

眼底でカメラで撮影する場合も，眼底鏡同様，部屋を暗くして行います。撮影には，散瞳剤で瞳孔を開いて行う方法と，自然散瞳の

① 検査・画像診断系材料＆機器

瞳孔を通じて眼底を調べる「眼底検査」に使用する医療機器。眼底鏡で観察し，眼底カメラで撮影を行う。

状態で撮影する方法があります。
　散瞳剤を使用しないと，一般的な眼底カメラでは撮影時の光で瞳孔が縮むため撮影範囲が狭くなりますが，散瞳剤を使用する場合は，網膜の隅々まで広範囲に撮影することができます。しかし，最先端の高価な眼底カメラでは散瞳剤なしでも広範囲の撮影が可能です。
　視神経乳頭が中心になるようにして撮影します。
　検査時間は，通常のカラー撮影では約1分ですが，造影剤を用いた蛍光眼底造影での撮影では約5分かかります。眩しくても，できるだけ目を見開いて医師の指示する方向を見ていただく必要があります。

《眼底カメラ撮影の方法》
■蛍光眼底法…蛍光色素を静脈投与し，造影する方法。
■自発蛍光撮影法…造影剤を用いずに，眼底の自発蛍光を特殊なフィルターを用いることにより撮影する方法。
■広角眼底撮影…広角デジタル眼底撮影装置を用いて撮影する方法。小児を対象とする。仰臥位でも撮影可能。

眼底検査からわかること

　視神経乳頭は脳と直接つながっており，脳内に腫瘍や水頭症，血腫など脳圧が上昇する病気が存在する場合，その辺縁がぼやけて見えます。
　血管と網膜は，高血圧および糖尿病の合併症を評価するために観察します。高血圧で動脈硬化が進むと，血管の口径が細くなり，色調も赤から黄白色になるなどの変化が見られます。糖尿病が進行すると，特に毛細血管が障害を受け，閉塞や網膜の出血などをきたします（糖尿病網膜症，**写真**）。日本における失明原因のトップは，この糖尿病網膜症です。自覚症状がないままに進行しやすい疾患です

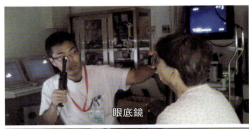
眼底鏡

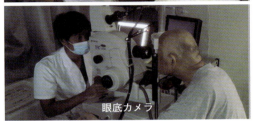
眼底カメラ

▲眼底鏡と眼底カメラを使った検査の様子

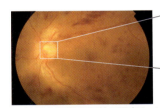
丸囲みの内側にうっすら見えるオレンジ色の影が新生血管

▲糖尿病網膜症患者の眼底カメラ画像
網膜の毛細血管閉塞が原因で生じた細い新生血管（**写真右参照**）が血管新生緑内障などをきたし，失明の原因となります。

ので，糖尿病の患者さんは，早い段階で検査を受ける必要があります。
　眼科による眼底検査では，緑内障（特に正常眼圧緑内障），網膜剥離，飛蚊症の原因となる網膜裂孔，黄斑変性症，眼底出血（網膜静脈閉塞症）──なども調べることができます。
　40歳以上の方は，年に1回は眼底検査を受けることをお勧めします。

★眼底鏡・眼底カメラ関連の診療報酬
　眼底鏡を使った検査はD255 精密眼底検査（片側）（56点），眼底カメラによる撮影はD256 眼底カメラ撮影（54点，58点，400点，510点）で算定します。フィルム代は別に算定できます。

検査・画像診断系材料＆機器
検査
画像診断

20 筋電図検査

筋電図の役割　神経筋疾患の鑑別診断で補助的に行われる

　私たちの体は，大脳からの指令を受けて骨格筋が収縮することにより動きます。指令は，運動神経細胞がある前頭葉の運動野という部分から発せられます。発せられた指令は，錐体路と呼ばれる運動神経により，内包や脳幹の延髄を通過し，脊髄の前角細胞に伝えられます（1次運動ニューロン）。そして，前角細胞から伸びる末梢運動神経から筋肉の神経筋接合部に指令が伝えられ（2次運動ニューロン），筋肉の収縮が促されます。

　筋の収縮力（筋力）が低下する原因には，①加齢，②廃用性筋萎縮，③筋自体の障害（筋原性），④神経筋接合部の障害，⑤末梢神経や中枢神経など神経系の障害（神経原性）——などが挙げられます。また，筋力を左右する因子は，①中枢神経系から末梢神経の伝導・指令，②筋線維断面積（筋肉の大きさ），③筋線維組成（筋肉の強さ）——などです。

　筋電図検査（electromyography：EMG）は，脱力，歩行障害やしびれの原因となる神経筋疾患の補助診断法の1つです。神経や筋線維が興奮する際に発生する活動電位を増幅して記録するもので，筋力低下の原因が神経によるものか，筋肉によるものかを鑑別するときに役に立ちます。

　ちなみに，加齢による筋量・筋力の減少は，この検査では測定できません（異常所見は出ない）。

　筋電図で，検査対象とする筋は，上肢では，三角筋（C5-8 腋窩神経），上腕二頭筋（C5-6 筋皮神経），上腕三頭筋（C6-8 橈骨神経），1背側骨間筋（C8-Th1 尺骨神経）が代表的です。下肢では，大腿四頭筋（L2-4 大腿神経），前脛骨筋（L4-5 深腓骨背神経），下腿三頭筋（L5-S2 脛骨神経）で検討します。

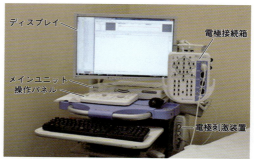

▲筋電図

筋電図による検査方法　2種類の検査方法——「針筋電図」と「誘発筋電図」

　筋電図検査には，針電極を用いて筋肉の状態を調べる「針筋電図」と，電気刺激を与えて末梢神経の機能や神経筋接合部を調べる「誘発筋電図」があります。

針筋電図

　筋肉に小さな針を刺し，筋肉が休んでいるときと収縮しているときの電気的活動を記録するものです。

　針筋電図検査は，骨格筋や横紋筋活動を調べるものです。安静時と筋収縮時の筋活動を観察するため，ベッドに仰臥位にて施行します。

　感染を避けるために検者は必ず手袋をつけ，筋肉の刺入部位をアルコール綿などで消毒し，同心電極を刺入します。痛みに対する感受性は個人差があるため，強い痛みのあるときは

1 検査・画像診断系材料＆機器

筋肉の収縮パターンや神経の電気信号の伝達速度を調べ，運動障害疾患の鑑別診断に用いる。

部位を変えます。針電極の刺入により筋線維は損傷を受けるため，限局的な炎症や筋原性変化が起こることがあります。患者さんには検査の必要性をしっかり理解してもらう必要があります。筋生検を予定している患者では，生検予定部での検査は避けなければなりません。

正常であれば，休んでいる筋肉は電気的活動を起こさず，わずかな収縮でいくらかの電気的活動が起こり，強く収縮するほど電気的活動も強くなります。

2次運動ニューロンの障害によって筋力低下が起きている場合には，針筋電図に特徴的な異常パターンがみられます。基本的に神経原性の場合は，正常のパターンと比べて高振幅で持続時間が長くなり，筋原性の場合は，低振幅で持続時間が短くなります（**図表1**）。具体的には，筋ジストロフィー，多発性筋炎，筋萎縮性側索硬化症などの筋疾患・脊髄疾患の鑑別診断の補助になります。

誘発筋電図

誘発筋電図は，筋および末梢神経の機能や神経筋接合部を調べるものです。

神経の電気信号を伝える速さを測る「神経伝導検査」と，運動神経に連続刺激を与えて神経筋接合部の異常の有無（疲労の程度）を調べる「反復刺激法」があります。

1つの運動神経の異なる2点（**図表2**中の

図表2　神経伝導速度の計算方法
A，B…刺激部
C…記録電極部位
潜時：刺激が伝わるまでの時間

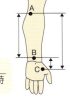

$$\text{神経伝導速度（AB間の伝導速度）} = \frac{\text{AB間の距離}}{\text{AC間の潜時} - \text{BC間の潜時}}$$

A，B）を電気刺激することで，筋肉においた記録電極（C）から筋活動電位が得られます。「AB間の距離」を，「A点の刺激による潜時（C点に活動電位が出現するまでの時間）からB点の刺激による潜時の差」で割ることにより，「神経伝導速度」が算出できます（**図表2**）。通常は，50〜60m／秒前後です。神経に変性や損傷があると，この速度が低下します。

この検査では，神経伝導速度が低下する末梢神経障害や，神経筋接合部の疲労が確認される重症筋無力症などの鑑別診断補助に有効です。

表面筋電図

ここまで解説してきた主な2種類の検査のほかに，表面筋電図というものもあります。

表面筋電図は，針筋電図と異なり，筋肉に直接針を刺さず，該当する筋肉の皮膚の表面に電極を貼り付け筋活動を観察する検査法です。侵襲がないため，誰でも簡単に計測可能です。顔面などに不随意運動がみられる場合に行われます。

★筋電図関連の診療報酬

D239 筋電図検査〔300点（筋電図），150点（誘発筋電図），400点（中枢神経磁気刺激による誘発筋電図）〕により，算定します。

D239「1」筋電図は1肢・1筋ごと（上限なし），「2」誘発筋電図は1神経ごと（7神経が限度）に算定できます。

図表1　針筋電図の波形パターン

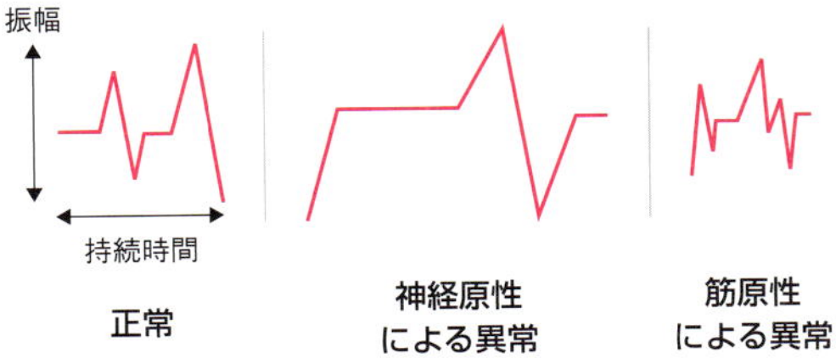

振幅／持続時間

正常　　　神経原性による異常　　　筋原性による異常

21 視力表・オージオメーター

視力表の役割　「視角」の最小値を測定することで、視力を割り出す

視力とは、目で物体を識別する能力のことで、具体的には「2つの点を別々の点として見分けることができる」能力のことをいいます。視力検査は、目の大切なバロメーターです。

視力表で使われているアルファベットの「C」のような記号は、「ランドルト環」といいます。フランスの眼科医・ランドルトが20世紀初頭に作ったもので、1909年ナポリで開かれた国際眼科学会で採用されて以来、世界共通で使用されています。

視力検査では、5m離れた距離から、見える「環」の大きさにより視力を測定します。

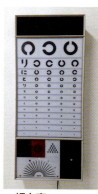

▲視力表

数値は、ランドルト環の切れ目と目の中心が作る角度（視角）を基準としています〔視角の単位は「分」（1度の60分の1）で、1分の視角を確認できる視力は1.0、2分の視角を認識できる視力は0.5となる（図表1）〕。ちなみに、視力1.0に相当するランドルト環は、高さ7.5mm、文字の太さ1.5mm、文字の切れ目部分の幅1.5mmで、視力0.5用のランドルト環は、その2倍の大きさ（高さ15mm、太さ3mm、切れ目3mm）です。

視力が悪くなる原因は、近視以外に白内障をはじめとした角膜や網膜、視神経の疾患もあります（図表2）。

視力検査の指標は、日本では主にランドルト環を用いていますが、海外では、スネレン指標、Eチャートなども用いられています。スネレン指標はアルファベット表記です。Eチャートはアルファベットの Eの文字のみを用いて、文字の向きの確認により測定します。

図表1　ランドルト環による視力測定

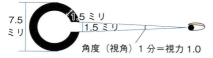

図表2　近視の種類

屈折性近視	角膜や水晶体の屈折率が強すぎるため、網膜より前方に焦点を結んでしまうもの。
軸性近視	屈折率は正常だが、眼軸（水晶体と網膜の距離）が長すぎるため、網膜より前方に焦点を結んでしまうもの。
偽近視	目の使い過ぎにより、一時的に近視のような状態になるもの。
核性近視	老人性白内障に伴って起こる近視。

オージオメーターの役割　気導と骨導から聴力を調べ、耳の疾患を探し出す

次に聴力ですが、私たちが音をどのように認識しているか、そのメカニズムについて説明します。

音（音波）は、まず耳介によって集められ、外耳道を通って中耳に伝えられます。音波は、中耳にある鼓膜・耳小骨で増幅され、内耳にある蝸牛で電気信号に変換されます。そして、その電気信号が聴神経を通って脳に伝えられます（図表3）。

「聞こえが悪い」ということは、この経路

1 検査・画像診断系材料&機器

人間に備わっている五感（視覚・聴覚・嗅覚・味覚・触覚）のうち，視覚・聴覚の力を数値で表す機器。

のどこかに障害があると考えられます。障害部を特定（診断）するうえで，まずは聴力検査が必要になります。聴力検査で用いられる機器として最も一般的なものが，オージオメーターです。オージオメーターでは，ヘッドホンを耳に当てて音の聞こえを調べる「気導検査」と，骨導受話器を耳の後ろの骨に当てて音の聞こえを調べる「骨導検査」を行います（**図表4**）。

気導，骨導いずれの検査も，左右別々に様々な周波数〔125Hz（ヘルツ），250Hz，500Hz，1000Hz，2000Hz，4000Hz，8000Hz〕の音を−20dB（デシベル）から100dBまで上げていき，聞こえる最小値を記録します。どの周波数でも，25dB以下で聞こえた場合，正常と判断されます。

外耳の病気（外耳炎，耳垢）や中耳の病気（中耳炎）であれば，気導検査で聴力が低下し，骨導検査で正常値を示します（伝音難聴）。これに対して，内耳や聴神経に異常がある場合，気導検査，骨導検査の両方で聴力低下が認められます（感音難聴）。

オージオメーター以外の聴力検査方法には，語音聴力検査やSISI検査があります。

語音聴力検査は言葉の聞き取り検査です。

図表3　耳の構造

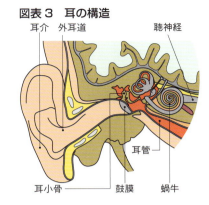

図表4　気導検査と骨導検査

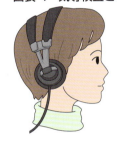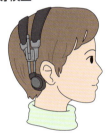

ヘッドホンから聞こえる語音表を，聞こえたとおりに書いていきます。伝音難聴（中耳炎など）では音を大きくしていくと理論上正答率は100％になりますが，感音難聴（加齢性難聴など）では100％にはなりません。

SISI検査（short increment sensitivity index test）は聴覚の補充現象（わずかな音の大きさの変化が敏感に感じられ，音が響いて感じる現象）を調べる検査です。20dBの持続音を5秒に1回，200ms（＝1/5秒），1dBだけ大きくして聞かせます。正常だと音の変化は気づきませんが，内耳性難聴だとこの変化に気づきます。

★視力表，オージオメーター関連の診療報酬
　通常の視力検査は基本診療料に含まれ算定できません。オージオメーターを用いた聴力検査はD244自覚的聴力検査により算定します。

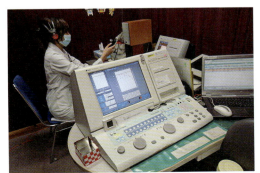
▲オージオメーター

22 補聴器

難聴の分類 「伝音難聴」と「感音難聴」の2種類がある。加齢による難聴が最多

　私たちは，捉えた音波を耳のなかで増幅し，電気信号に変換して脳に伝えることで，音を認識しています。この経路に何らかの障害があると，難聴を発症します。

　難聴には，「伝音難聴」と「感音難聴」の2種類があります。「伝音難聴」は，感染症・外傷・耳垢などの原因により外耳や中耳における音の伝達障害が起こるもので，多くは投薬や外科療法で治療が可能です（**図表1**）。伝音難聴は聞く力が衰えているだけなので，補聴器がとても有効です。

　「感音難聴」は，加齢や薬物，騒音などで内耳の機能が低下して起こるもので，医学的な治療が困難なのが特徴です。感音難聴は聞く力の衰えに加え，音や言葉を聞き分ける能力，会話のスピードについていく能力も衰え，状態によっては音声が歪んで聞こえるなどの症状が現れる場合があります。

　最も多いのは，加齢を原因とする「感音難聴」です。難聴を放置すれば会話の機会も少なくなり，認知症の進行にもつながります。突発的な難聴以外は徐々に進行するため，「聞き返しが増えた」「テレビの音量が大きいと指摘される」などの症状が現れたら，軽度の難聴が疑われるサインです。難聴を自覚したら，まず原因をはっきりさせるために，必ず専門医に相談することが大切です（**図表2**）。

図表1　難聴の分類

図表2　難聴の程度分類

難聴の程度	聴力レベル	自覚症状
正常	25dB 未満	
軽度難聴	25dB 以上 40dB 未満	小さな声や騒音下での会話の聞き間違いや聞き取りにくさを自覚。
中等度難聴	40dB 以上 70dB 未満	普通の大きさの会話での聞き間違いや聞き取りにくさを自覚。
高度難聴	70dB 以上 90dB 未満	非常に大きい声か，補聴器を使用しないと会話が聞こえない。聞こえても聞き取りに限界がある。
重度難聴	90dB 以上	補聴器でも聞き取れないことが多い。

（日本聴覚医学会より）

補聴器の仕組み 音を電気的に増幅して聴力を補助。聴力に合わせた微調整が必要

補聴器の形状

　補聴器は，このような難聴を抱える人たちの聞き取りを補助するもので，「耳穴型」，「耳掛け型」，「ポケット型」，「骨導型」といった形状があります（**図表3**）。日本では，2015年に補聴器が56万台出荷されてい

図表3　補聴器の種類

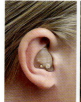
耳穴型

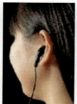
耳掛け型

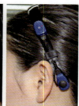
ポケット型

骨導型

音を電気的に増幅し，聴力を補助する機器。用途により4つの形状があり，機能により価格も様々である。

ますが，そのうち耳穴型が34万台を占めています。耳穴型は，①目立たない，②汗による不快感や故障が少ない，③スポーツ，農作業などの邪魔にならない，④メガネの着脱や電話の使用に支障をきたさない——などの特徴から，多くの人に使用されています。

補聴器の形状別の特徴は以下のとおりです。

耳穴型
①目立たない
②汗による故障が少ない
③スポーツ・農作業時に邪魔にならない
④メガネの着脱・電話の使用に支障をきたさない
耳掛け型
①重度難聴まで適応できる
②耳穴型に比べて安価
③メガネが邪魔
④防水型以外は汗による故障が心配
⑤種類が豊富
ポケット型
①手指の不自由な方でも使用できる
②最も安価
③コードや本体が邪魔
④本体にマイクがあるため布擦れ音がする
骨導型
①耳の穴を塞がないので換気が保たれる
②伝音難聴のみが適応になるため，多くの方は不適
③圧迫感がある
④種類が極端に少ない

補聴器の構造

補聴器は，基本的に①入力部，②増幅部，③出力部，④電源——の4つで構成されています。原理は，マイクで音を集め，アンプで音を増幅し，スピーカで音を発生させるという簡単なものですが，個々人の聴力や使用環境に合わせて調整する必要があります。調整は，認定補聴器技能者（図表4）が，音の感度，ダイナミックレンジ（聞こえる音の大きさの範囲），周波数分解能（雑音のカット），時間分解能（早口を聞きとるためのスピード調整），方向性といった要素を考慮しながら，補聴器をパソコンに接続して行います。

より雑音を抑制する機能やハウリングを抑

図表4 補聴器関連の資格

補聴器適合判定医 (医師)	国立障害者リハビリテーションセンター学院で指定の研修（4日間）を修了した，日本耳鼻咽喉科学会認定の耳鼻咽喉科専門医。
補聴器相談医 (医師)	各都道府県で行われる講義および実技講習を修了した，日本耳鼻咽喉科学会認定の耳鼻咽喉科専門医。
言語聴覚士	主に医療機関に勤務し，人工内耳のリハビリや嚥下，失語症の訓練を行う国家資格。
認定補聴器技能者	テクノエイド協会が認定する，日本で唯一の補聴器専門の民間資格。有資格者のほとんどが，全国に692店（2015年4月現在）ある認定補聴器専門店に勤務している。

制する機能，電話やテレビが直接聞こえる機能などが付いた補聴器もありますが，機能が増えればその分価格も高くなります。一般的に耳穴型や耳掛け型では，10万～40万円で販売されています。また，防水機能はほんの一部の機種だけにしかないため，基本的に水に濡れると故障してしまいます。

補聴器購入の際は，まず，耳鼻咽喉科医の診察を受けてから販売店を紹介してもらいます。販売店は認定補聴器専門店であるほうが望ましいでしょう。難聴の種類や原因によって補聴器から得られる効能には差があるため，必ず一定期間の試聴貸出をしてもらい，ご自身に合った形や機種を選ぶことが重要です。補聴器を合わせることは簡単ではないので，試聴貸出に柔軟に対応し，知識や技術を備えた販売店で購入することが重要です。

高齢になると脳の処理速度はどうしても遅くなります。難聴の高齢者には，補聴器を付けていてもゆっくりと話しかけてください。

★補聴器関連の診療報酬
　D244-2 補聴器適合検査（1回目1300点，2回目700点）。算定要件の1つとして，補聴器適合判定医が常勤で1名以上勤務している必要がある。

23 認知症検査キット

認知症とは　脳の病気・障害が原因で記憶障害や見当識障害が出現した状態

　認知症とは，脳の病気や障害によって，今までできていたことができなくなる状態を指します。具体的には，記憶障害のほか，時間や場所，人物がわからなくなるといった見当識障害が出現し，さらに，計算，立体感覚，言語などにも障害がでます。

　認知症の原因疾患としては，アルツハイマー病，脳出血・脳梗塞などの脳血管障害，レビー小体病，ピック病，皮質基底核変性症などが挙げられます。

　現在，日本には450万人を超える患者がいると見られており，高齢化に伴い，さらに増えていくことが予想されています。現在は，厚生労働省の事業により各県に認知症疾患医療センターが配備されており，地域包括支援センターやかかりつけ医との連携で認知症患者や家族に対応しています（図表）。

《地域包括支援センター》
　地域住民に対し，心身健康の維持，保健・福祉・医療の向上，生活向上のための支援などを包括的に担う中核機関。保健師，社会福祉士，ケアマネジャーなどが連携して，介護予防，総合相談支援，権利擁護，包括的・継続的ケアマネジメントの4つの事業を柱に，適切なサービスを提供する。

図表　地域における認知症高齢者支援体制

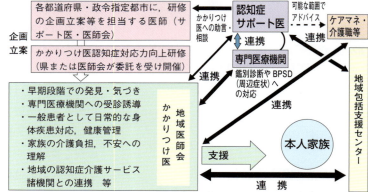

（厚生労働省「認知症サポート医・かかりつけ医」より）

認知症の検査方法　様々な認知症検査と画像診断などの補助検査を組み合わせる

　認知症が疑われる患者さんの症状などを客観的に評価したり，治療・介護の効果や病気の進行を判断するために行うのが，「認知症検査」です。

　認知症検査には「長谷川式簡易認知症スケール」に代表される簡易なものから，より精密に調べるものまで様々ありますが，ここでは代表的な検査と，そこで使用するキットを紹介します。

①長谷川式簡易認知症評価スケール（HDS-R）

日本で考案された認知症検査で，記憶，見当識，計算力といった認知機能を簡易に調べる検査です。全9問からなり，日付や自分がいる場所のほか，いくつかの物品を患者さんに見せ，それぞれの物の名前を言ってもらう――といった検査を行います（写真）。(基本診療料に含まれ，算定不可)

②ミニメンタルステート試験（MMSE）

　長谷川式簡易認知症評価とよく似た検査で，世界的によく用いられています。全11問で

1 検査・画像診断系材料&機器

認知症診断のための様々な検査を行う際に使用するキット。記憶や立体感覚，計算力などを調べる。

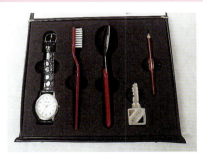
▲長谷川式簡易認知症スケールやミニメンタルステート試験で使用される物品

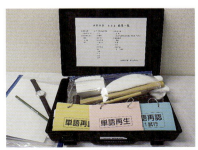
▲アルツハイマー型認知症査定検査で使用されるキット

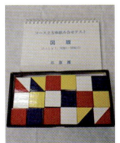
▲ウェクスラー記憶検査で用いられるキット

構成。(算定不可)

③時計描写検査（CDT）

丸時計の絵を描いてもらい，絵の正確性により認知症かどうかを判断する検査です。(算定不可)

以下の検査は，①～③よりも時間をかけ，より精密に鑑別診断を行う検査です。

④ MEDE 初期認知症判定検査

初期認知症を診断するため，「健常者からの逸脱」の視点から，物忘れの程度などを判定するもので，本人検査と，家族などからの聞き取りを行います。(D285「1」で算定)

⑤三宅式記銘力検査

組み合わされた単語の一方を示し，もう一方の単語を答えてもらうことにより，記憶の形成力等を調べるものです。(D285「2」で算定)

⑥ウェクスラー記憶検査（WMS-R）

言語問題と図形問題などから言語や視覚といった記憶の様々な側面を調べるもので，専用のキットを使用して検査を進めます。認知症のみならず，種々の疾患による記憶障害の評価に用いられます。(D285「3」で算定)

⑦アルツハイマー型認知症査定検査（ADAS）

アルツハイマー病を評価するために記憶や思考力などを様々な側面から測定する検査です。専用のキットには，記憶の再生力（憶えた言葉を言ってもらう）や再認力（憶えた言葉を選択肢から選んでもらう）を調べるために使う単語カードや，自発的に物事を行う能力を調べるための便箋・封筒・切手のセットなどが入っています（写真）。(D285「3」で算定)

なお，認知症の診断には，これらの検査に加え，画像診断や血液検査といった補助検査を行う必要があります。

画像検査では，MRIで脳の異常を調べます。なかでも，VSRAD（アルツハイマー型認知症を診断するためのソフト）は，通常の画像診断では視覚的に評価が困難な海馬傍回（記憶に関わる部位）の萎縮度を数値で評価できるため，早期アルツハイマー型認知症の診断に特に有用とされています。

また，低栄養によるビタミン不足でも認知症状を出すほか，甲状腺ホルモンの欠乏による甲状腺機能低下症でも認知症を発症するため，これらの数値測定として血液検査が行われます。

★認知症検査関連の診療報酬

認知症検査の診療報酬は，D285 認知機能検査その他の心理検査に，難易度に応じて，「1」容易なもの（80点），「2」複雑なもの（280点），「3」極めて複雑なもの（450点）——の3段階で設定されています。なお，同一日に複数の検査を行っても主たるもの1種類しか算定できません。

検査・画像診断系材料&機器

検査
画像診断

73

24 内視鏡

検査・画像診断系材料＆機器 / 検査 画像診断

内視鏡の仕組み 「胃カメラ」の開始から60年あまり，現在は電子内視鏡が主流

　管の先に小さなカメラを装着し，胃内を観察できるようにした「胃カメラ」は，1950年，日本人の医師や技術者により開発されました。

　1960年代に入ると，胃カメラは折れ曲がった管のなかでも光が伝達できる「ファイバースコープ」となりました。

　現在では，スコープ先端の半導体素子を通してデジタル信号が得られる「電子内視鏡」が主流となっています。また，技術的な発達に伴い，検査対象も胃だけではなく，食道，十二指腸，大腸，胆道，膵管，気管支――などへ急速に広がっていきました。

　通常の内視鏡観察では，白色光を粘膜表面に照らすことによって，自然な色がモニター上に再現されます。これに加えて最近では，照射光や観察する波長域を様々に使いわけることで，微小血管や表面の微細な構造変化等が鮮明に見える「画像強調観察」が注目されています。

画像強調観察

　画像強調観察は，大きくデジタル法と光デジタル法に分類されます。デジタル法は照射光として白色光を使用するもので，コントラスト法（FICE）輪郭強調方（i-scan SE）などがあります。光デジタル法は照射光として白色光以外を使用するもので，蛍光法（AFI），狭帯域光法（NBI，BLI），狭帯域制限光法（i-scan OE）などがあります。これまで，画像強調観察では光量不足などが問題でしたが，様々な改良によって視認性や診断性が向上しつつあり，精密検査のみならずスクリーニング検査にも応用が期待されています。

拡大内視鏡観察

　もう一つ，観察法で進歩しているのが「拡大内視鏡観察」です。病変部を約100倍まで拡大して観察できるため，細胞レベルの観察も実現可能となってきました。

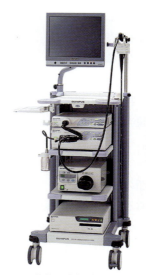

▲一般的な内視鏡システム

▲内視鏡の先に取り付けて使用する器具
（上から）
止血用クリップ
ESD用高周波止血鉗子
ESD用ITナイフ2
ESD用デュアルナイフ

（写真提供：オリンパスメディカルシステムズ株式会社）

内視鏡の技術進歩 広がる内視鏡の可能性―外科的分野も，内視鏡的治療が可能に―

　内視鏡を使った診断技術は年々進化しており，今まで外科的に行っていた治療も，内視鏡的な治療が可能になると考えられます。

内視鏡的粘膜下層剥離術（ESD）

　近年，消化管腫瘍に対して主流となっている治療法です。

1 検査・画像診断系材料＆機器

「胃カメラ」から始まった内視鏡の歴史は60年以上に及ぶ。現在では様々な部位の観察が可能になった。

図表　様々な内視鏡の特徴と適応

名称	特徴	適応
ダブルバルーン内視鏡	小腸の直接観察が可能。内視鏡に付けられたバルーンとオーバーチューブに取り付けられたバルーンを交互に膨張・収縮させ、小腸内を進める。	小腸の生検、止血、ポリープ除去等
カプセル内視鏡	小型カメラが付いた外径10mm程度のカプセルを飲み込む。カプセルが体内を移動し、画像を撮影。消化管の自然な動きで体内を移動して、平均24時間で排出される。	原因不明の消化管出血
経鼻内視鏡	患者の苦痛、心肺機能への影響が少ない。検診の分野を中心に普及。	胃癌のスクリーニング等
超音波内視鏡	先端に超音波装置が装着されている。通常の腹部超音波検査では観察しにくい膵臓の腫瘍などの診断に大きな威力を発揮する。	消化器系腫瘍などの性状チェック等

（写真提供：オリンパスメディカルシステムズ株式会社）

内視鏡を挿入して病変を確認したら、病変の周囲を電気メスでマークして病変の下に液体を注入し、病変部を盛り上げます。その後、病変の全周囲を電気メスで切開し、粘膜下層を剥離して一括切除する術式です。

内視鏡的ステント留置術

手術のできない進行癌による消化管や胆管などの狭窄に対して、内視鏡的に、ステントと呼ばれるメッシュ状の金属の筒を閉塞部に留置するものです。ステント留置により、多くの狭窄症状が改善し、食事摂取や黄疸の軽減等が可能になります。(K688, K708-3, K735-4, K783-2で算定)

内視鏡的止血術、内視鏡的結紮術

消化性潰瘍からの出血に対しては、内視鏡的止血術を行います。薬剤局注、クリップを用いての機械的止血法、電気凝固法などがあります。(K654, K722)

食道静脈瘤からの出血に対しては、硬化剤を注入する内視鏡的硬化療法や特殊なゴムバンドで縛る内視鏡的結紮術があります。(K533-2)

腹腔鏡・内視鏡合同手術

最近、胃粘膜下腫瘍や早期胃癌に対する新しい治療法として、LECS（Laparoscopy and Endoscopy Cooperative Surgery：腹腔鏡・内視鏡合同手術）が開発され、注目されています。内視鏡治療と腹腔鏡手術を同時に行うことで、必要最小限の侵襲で腫瘍切除を可能とする新しい手術方法です。

内視鏡と腹腔鏡の双方を使って、胃の内外から同時に手術することにより、病変範囲を正確に診断して切除することができます。この方法では、切除する範囲が最小限で済み、胃の機能を損なうことがほとんどないため、患者さんにとってメリットの多い手術です。

★**内視鏡関連の診療報酬**

内視鏡で算定できる診療報酬としては、D308 胃・十二指腸ファイバースコピー（1140点）、D313 大腸内視鏡検査（1350点、1550点他）、D310 小腸内視鏡検査（3000点、1700点他）、K654 内視鏡的消化管止血術（4600点）、K721 内視鏡的大腸ポリープ・粘膜切除術（5000点、7000点）、K721-3 内視鏡的結腸異物摘出術（5360点）などがあります。

また主な加算として、粘膜点墨法加算（病変部の粘膜下層にごく少量の墨を注入して印をつけ、後に行う治療の際の目印とする方法）や、狭帯域光強調加算（光デジタルによる画像強調を用い、これを拡大内視鏡で観察することで、わずかな粘膜の肥厚等を強調して悪性疾患の診察に役立てる方法）があります。

25 顕微鏡（病理診断）

病理診断の役割　癌などの治療方針の決定に欠かせない重要な検査

私たちの体にある様々な臓器は、それぞれその臓器特有の細胞で構成されています。そしてそれらの細胞は、癌、変性疾患、炎症など何らかの病気になると、その病気特有の変化を起こします。その形態の変化を観察するのに使用するのが顕微鏡で、これにより病理診断（病理検査）を行います。

病理診断を行うには、まず病理医が、摘出された臓器・組織の病変の部位や大きさ、性状、広がりを肉眼で確認し、診断に必要な部分を必要な数だけ切り取ります（図表）。

次に、国家資格をもつ臨床検査技師が、切り取られた臓器・組織から顕微鏡標本を作ります。標本の作り方は、①組織をホルマリンで固定（腐敗などの劣化を防ぐ）する、②組織をパラフィンに包埋（組織中の水分をすべてパラフィンに置き替える。こうすることにより、組織に硬さと粘り気を与え③の切る作業がしやすくなる）する、③ミクロトームという装置で3～4mmの厚さに切り、スライドガラスに貼り付ける、④病理診断をしやすくするため、標本を各種の染色液に漬けて染色する、⑤カバーガラスを乗せる—という手順で行われます。

組織標本ができたら、それを病理専門医が顕微鏡で観察し（写真）、組織報告書を作成します。例えば癌の場合、報告書には、①癌の広がりや深達度（どの程度の深さまで癌が浸潤しているか）、②切除断端に癌がないか（癌が取りきれているか）、③脈管（血管、リンパ管など）に癌が浸潤していないか、④リンパ節への転移の有無—など、多くの所見が詳細に記載されます。

このように、病理診断は今後の手術や放射線治療の必要性、抗癌剤の種類や量など、治療方針を決定するために非常に重要で、病理診断の内容が患者さんの運命を決めることも

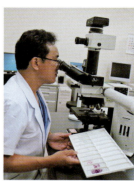

▲ 顕微鏡による観察

図表　病理標本作製の工程

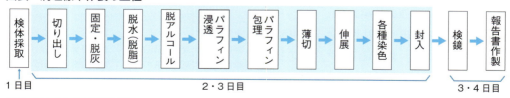

検体採取 → 切り出し → 固定・脱灰 → 脱水(脱脂) → 脱アルコール → パラフィン浸透 → パラフィン包埋 → 薄切 → 伸展 → 各種染色 → 封入 → 検鏡 → 報告書作製

1日目 ／ 2・3日目 ／ 3・4日目

《細胞診と組織診の違い》

細胞診が細胞そのものを観察するのに対し、組織診は、「組織（＝細胞のかたまり）」を採って観察するものです。

手順の違いとしては、組織診が、採取した臓器や組織の一部を2～3μm程度に薄く切り、スライドガラスに貼り付け、見やすく色づけして顕微鏡で観察するのに対し、細胞診では、病変部から採取した細胞をそのままスライドガラスに塗り、色づけして顕微鏡で観察します。

細胞診は小さな細胞が採れればよいため、"こする"ことで採取可能ですが、組織診はかたまりが必要なので、"削る"ような採取となるため、組織診のほうが痛みの強い採取となります。

細胞診はスクリーニング検査（例えばがん細胞の有無）、組織診は確定診断のために行われますので、がんの診断には「組織診」が必要です。

生体から採取した組織を処理して標本にし、病気の有無を調べる「病理診断」を行う際に使用する。

あります。

ちなみに、病理検査に使用する顕微鏡は、「光学顕微鏡」です。標本に光を照射すると、染色液の種類により様々な光（透過光、反射光、蛍光など）が得られます。それをレンズによって結像させ、観察します。観察可能な倍率は一般に数十〜数百倍、最高で2000倍程度です。光学顕微鏡は、光を供給する照明装置、プレパラートを置くステージ、プレパラートに接する対物レンズ、対物レンズを複数取り付けているレボルバ、接眼レンズから成り立っています（**写真・下**）。

術中迅速診断とは　術前の病理診断不可部位に対し、手術開始後30分程度で行う

また、病理診断は手術中に行われることもあります。それが、「術中迅速診断」です。

術中迅速診断は、主として、①良悪性鑑別や組織型を含めた腫瘍性病変の診断、②切除断端やリンパ節転移など腫瘍の広がり、③副甲状腺など取り除く組織や病変の確認、④術前に予想していなかった病変の病理診断——などに、用いられます。

なお、胃や大腸など内視鏡で到達できる部位や、皮膚や乳房など針を刺したり切開を加えたりすることで病変に到達できる部位では、手術前に生検を行って病理診断を行いますが、病変が体の深い部分にあるために生検がむずかしい場合には、術中迅速診断が必要になります。

一方、乳腺の乳頭状病変、甲状腺の濾胞性病変、消化管ポリープなど病変の一部では良悪性診断が困難な疾患、HE染色のみでは確定診断の困難な悪性リンパ腫、凍結標本の作製が困難な石灰化などの硬組織や脂肪組織などは、術中迅速診断の適応外です。

手術中に採取された病変組織は30分程度で病理診断が行われ、診断結果は執刀医に連絡され、その場で手術方針が決定されます。

また、病変が取り切れたかどうかの確認のため、手術で取りだされた臓器・組織の断端を調べたり、癌の転移が疑われる部分を調べて手術で切除する範囲を決めるような場合にも、術中迅速診断が役立ちます。

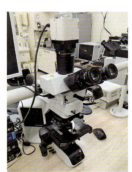

▲光学顕微鏡

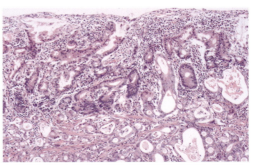

▲胃の癌細胞（写真全体）を顕微鏡で観察した様子

★**病理診断関連の診療報酬**
　病理診断関連の診療報酬は、診療報酬点数表の第13部「病理診断」にまとめられています。大きく、標本の作製に関するもの（第1節）と診断に係るもの（第2節）に分かれていて、その組み合わせで算定します。

26 エックス線撮影装置

エックス線検査とは　安価かつ迅速な放射線検査

　エックス線とは，1pm〜10nm程度の波長をもつ電磁波の一種です。1895年，ドイツの物理学者であるヴィルヘルム・レントゲンにより発見されました。

　エックス線検査は，誰でも一度は経験したことがあるのではないでしょうか。CT，MRIなどの医療検査機器の発達した現在においても基本的な放射線検査として，医療現場に欠かすことのできないものです。

　エックス線検査は，①安く，②被ばく量が少なく，③簡便に，④対象部位の全体像が把握できる――検査ですが，①臓器の重なりを表現しにくい，②実際よりも歪んだ形で描出される――といった欠点もあります。

　また，エックス線フィルムがアナログからデジタル（コンピューター画像）へと進歩した結果，少ないX線量で高画質，鮮明な画像が得られるようになりました。数秒で画像

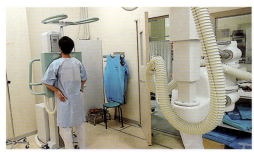
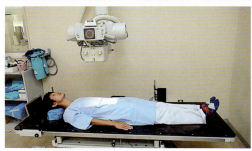
▲エックス線撮影装置

を確認できることから撮影効率が良くなり，待ち時間の短縮にもつながっています。

エックス線画像による診断　画像の「コントラスト」「鮮鋭度」「粒状性」が重要

撮影方法と画像のポイント

　エックス線は，臓器の性質や腫瘍の有無，空気や水分の含有率などにより透過度（通過しやすさ）が異なります。この性質を利用したのが，エックス線診断です。

　撮影は，検査する体の部分を，エックス線照射装置とフィルムまたはエックス線検出器の間に置き，エックス線を照射して体を通過させることにより行います（図表1）。

　単純撮影では，透過度の高い部分は黒く，透過度の悪い部分は白く写ります（①脂肪，②血液，③結合組織，④筋肉，⑤軟骨，⑥骨・石灰化組織――の順に黒く写る）。また，造影剤使用撮影で用いる造影剤も透過度が低い

図表1　胸部単純撮影

1 検査・画像診断系材料＆機器

100年以上もの間，医療現場の第一線で活用され続けている装置。先進国ではデジタル化が進んでいる。

ため，白く写ります（透過度は，骨・石灰化組織よりもさらに低い）。

フィルム上（またはデジタル画面上）の白黒の対比を「コントラスト」と呼びますが，「コントラスト」の他に「鮮鋭度（画像のシャープさ）」「粒状性（画像のムラのなさ）」の3要素が，診断するうえでは重要になります。これらは，撮影条件やフィルムの質などに大きく左右されます。

ちなみに，「特殊撮影」とは，断層撮影（体内の一定の層だけを，周囲との重なりを避けて描出する撮影方法），スポット撮影（目的の部位が最もよく描出された瞬間を狙う撮影方法）などの特別な撮影方法の総称です。

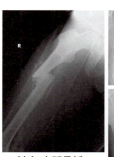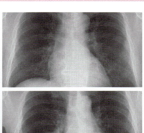

▲（左）大腿骨折
　（右）肺癌（上は正常の肺，下の矢印部分が病変）

断層撮影は肺疾患の診断，スポット撮影は胃病変や胆嚢，腸疾患の診断をするために行います。パントモグラフィーといって，口の中を見るためにパノラマ撮影の要領で歯を含めた顎全体を1枚の断層写真に収める方法もあります（図表2）。

エックス線検査で調べることのできる疾患

胸部撮影では，肺，縦隔，心臓をみることができ，肺炎，肺癌，結核，縦隔部の腫瘍，心肥大，大動脈などの大血管の走行——などを調べるのに有効です。胸部撮影は概観性に優れており，被ばく量も少なくすみます。

また，腹部撮影では，肝臓や脾臓の大きさ，腹水の有無，腸管ガス，消化管穿孔での空気像，腹部全体の状況——などを調べるのに大変有用です。

そのほか，全身の骨折や骨腫瘍，関節病変，脊椎疾患といった骨病変の診断にも重要です。特に，骨折の診断にはエックス線検査は欠かせません。

図表2　特殊撮影と造影剤使用撮影
《特殊撮影の種類と方法》

パントモグラフィ	全顎総覧エックス線撮影ともいう。被写体である顎を半円形と考え，断層撮影の原理で，すべての歯列を撮影する
断層撮影	ある層のみを，周囲との重なりを避けて撮影する方法。病変が他の陰影と重なって見えにくくなるのを防ぐことができる
スポット撮影	目的の部位が最もよく描出された瞬間を狙う撮影方法。狙撃撮影ともいう
側頭骨・上顎骨・副鼻腔曲断層撮影	パントモグラフィを歯科疾患以外の副鼻腔や側頭骨病変に用いるもの。CTの普及により，現在はあまり行われなくなった
児頭骨盤不均衡特殊撮影	分娩時において，児頭骨盤不適合が疑われる妊婦を対象に行う。高管電圧や短時間撮影により，エックス線被ばくの軽減が図られている

《造影剤使用撮影》

臓器の周辺または内部に，エックス線減弱係数（エックス線が物体を透過した後にどのくらい小さくなるか）の異なる造影剤を注入し，その陰影によって，診断するもの

★エックス線撮影装置関連の診療報酬

エックス線を用いた撮影・診断等の診療報酬は，E000～E004によります。

単純撮影と造影剤使用撮影において，同一部位に同一の方法で同時に2以上の撮影を行った場合，2枚目以降の診断料は所定点数の50%で算定し，6枚目以降は算定できません。

27 マンモグラフィー

マンモグラフィーの検査方法　乳房を圧迫し撮影，超早期の乳癌発見が可能

マンモグラフィーは乳房のエックス線撮影のことです。乳癌を診断する方法の一つで，腫瘍の有無，大きさや形，石灰化の有無を調べることができます。石灰化したものは，触診では発見できない5mmくらいの小さいものでも発見できます。

撮影方法

撮影方法は，まず，上半身裸になって乳房撮影装置の前に立ち，乳房を全体が写るように前に引っ張り，撮影装置の検査台に乗せます。次に，乳房の厚みが4～5cmになるように，乳房を圧迫筒で上下から圧迫します。そして，乳房を挟みながら上下方向から1枚，左右方向から1枚，合計4枚撮影します。右の乳房のときは左上から乳房を圧迫，左の乳房のときは右上から圧迫します。乳房をやや強めに圧迫するため痛みを伴うことがありますが，平たく引き伸ばすことにより，小さなしこりを写し出し，超早期に発見することができます（図表1）。

マンモグラフィーは左右の比較がとても重要で，必ず両側の乳房を撮影します。検査は数分間で終了します。

エックス線照射と被ばく量

エックス線の照射は2～3秒です。また，エックス線の波長・エネルギーの最適値も一般撮影とは大きく異なり，例えばエックス線管の管電圧も一般が100kV前後であるのに対し，マンモグラフィー撮影では25～35kV程度となっています。被ばく量は，通常0.05～0.15msvあるいはそれ以下（1年間に地上で受ける自然の被ばくの1/100程度）となっており，体への影響はないと言われています。

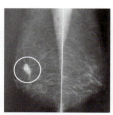
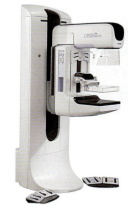

▲マンモグラフィー撮影装置（左）と，撮影された画像（上，丸囲み部分が病変部）

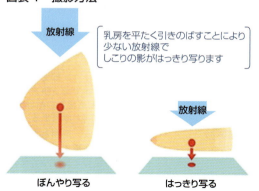

図表1　撮影方法

乳房を平たく引きのばすことにより
少ない放射線で
しこりの影がはっきり写ります

ぼんやり写る　　はっきり写る

このような低い線量でも鮮明に撮影ができるよう，早くからデジタル化が進んだ分野でもあります。

3Dマンモグラフィー

平面撮影しかできなかった従来のマンモグラフィーと異なり，3Dマンモグラフィー（トモシンセシス）では，多角的な撮影が可能になりました。3Dマンモグラフィーでは，CTやMRIのような約1mm間隔の断層像が得られるほか，より乳腺組織どうしの重なりも低減できるため，より鮮明な画像を見ることができます。

[1] 検査・画像診断系材料＆機器

乳房のエックス線撮影用の装置。乳癌の早期発見に役立つ。撮影・読影には専門資格が必要。

マンモグラフィーの普及状況　撮影・読影には資格が必要，指定医療機関はまだ少ない

　マンモグラフィーは，欧米では安全性が検証され一般的な検査方法となっています。イギリスやアメリカでは，多くの中年女性が2～3年に1回，マンモグラフィーを受けているため早期乳癌発見が進み，乳癌死亡が20～30％減少したという報告があります。

　マンモグラフィーは石灰化の描出にすぐれているため，しこりを作らない早期の乳がんの発見に有用です。しかし，閉経前で高濃度乳房の人の場合，正常の乳腺組織のなかにある乳がんを区別してみつけるのがむずかしいという面もあります。この場合は3Dマンモグラフィーが有用です。

《高濃度乳腺（デンスブレスト）》
　乳房は主に脂肪と乳腺組織からできていますが，乳腺組織が多く存在（高濃度乳腺）する人の場合，マンモグラフィーでは全体が白く写ってしまうため，乳腺との見分けがつきにくく，腫瘍が見つかりにくい傾向があります。日本人は，「高濃度」と「不均一高濃度」が多く，5～8割にのぼると言われています。高濃度乳腺の方は，マンモグラフィーと併せて超音波検査も受けることが勧められます。

　一方，超音波検査の場合，乳腺は白く，がんは黒く描出されるため，乳がんの検出にすぐれます。しかし，治療の必要のない良性の病変も拾い上げるため，区別に注意が必要です。

　現在，超音波検診は対策型乳がん検診の対象とならない20～30代を対象として，主に人間ドックなどの健康診査として行われています。

　撮影・読影には，日本乳がん検診精度管理中央機構認定の資格が必要なため，指定を受けている施設は限られています。

　日本では，乳癌患者は増加の一途をたどっており，現在は年間5万人が新たに発症しています。年齢別に患者数を見ると，30歳代後半から増え，40歳代後半がピークとなります。

　乳癌は30～60歳の女性では，病死の死因として最も多い病気で，罹患率は胃癌を抜いて第1位になっています（40代では，乳癌の罹患数は胃癌の約3倍）。1000人が検診を受けた場合に，精密検査が必要な人は約50～100人，乳癌が発見されるのは約3人です。

　乳癌の早期発見，早期治療のためにも，日本でもマンモグラフィーによる乳癌検診がさらに普及することが望まれます。

★マンモグラフィー関連の診療報酬
　マンモグラフィーによる撮影・診断は，E001 写真診断「4」乳房撮影，E002 撮影「4」乳房撮影にて算定します。
　また，フィルムは「マンモグラフィー用フィルム」にて算定します。

図表2　乳癌の画像診断

マンモグラフィー	○全体の状態を把握できる ○0.1～0.5mmの微細石灰化の検出が可能 △乳腺が発達している場合，しこりの検出がむずかしいことがある
エコー	△得られるのは部分的な情報 △微細石灰化の検出は困難 ○乳腺と乳がんのしこりの判別が容易
CT造影	○ガンの広がり，全身（PETが有用） ○検査時間が短い（10分程度） △濃度分解能低い（腋窩リンパまで転移の有無の確認について）
MRI造影	○良性・悪性の有無，ガンの広がり（腋窩リンパまで転移の有無） ○濃度分解能高い △検査時間が長い（1時間程度） △全身の転移の有無は判断しにくい

検査・画像診断系材料＆機器

検査
画像診断

28 血管撮影装置

血管撮影装置の役割　造影撮影で血管を可視化

血管撮影装置は，血管に造影剤を注入して撮影することで，本来エックス線には写らない血管を可視化する医療機器です。

血管撮影は，CTやMRIと異なり，侵襲的な検査です。

検査を行う際は，局所麻酔をして足の付け根や肘，手首の動脈などから針を刺し，シース（カテーテルより一回り大きい管）を挿入します。カテーテルを挿入し，ガイドワイヤーを用いてカテーテルを血管の中へ挿入し目的の位置まで移動させ，到達したらヨード造影剤を注入します。造影剤を注入する際は灼熱感（体が熱く感じる）があり，注入する部位によっては20秒程度の息止めが必要な場合があります。検査の種類にもよりますが，所要時間は1〜2時間程度です。一連の検査・治療が終わるとカテーテルを抜去し，穿刺部位を圧迫しますが，完全に止血するために，4時間程度，穿刺部位を圧迫する必要があります。なお，造影剤には利尿作用があるので，脱水予防のため水分補給を行います。

最近の装置は，心臓領域から頭部，腹部領域など全身に対応しており，画質や線量管理技術も進化しているので，基礎的な末梢血管撮影から複雑な肺や腹部の大動脈の血管内手術まで行えるようになっています。また，3D技術を備えているものもあり，病変の解剖学的な複雑さを3次元的に描写することが可能です。

また，手術室に血管撮影装置を導入することで（ハイブリッド手術室），血管撮影を血

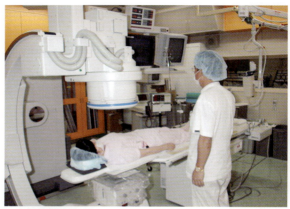

▲血管撮影装置

管内手術や他の手術と同時に行うこともできるようになっており，大血管病変の治療に威力を発揮しています。

一方で，医療技術の発展に伴い，CTやMRIでも三次元画像の撮影が可能になりました。三次元血管撮影法〔CT血管撮影法（CTA）・MR血管撮影法（MRA）〕と言われるもので，カテーテル法と同質の詳細な血管情報をもつ画像を得ることができます。

三次元血管撮影法の最大のメリットは，静脈注射で造影剤を投与するだけで撮影ができるため，カテーテルの挿入が不要で，侵襲性が低いことです。また，カテーテル法に比べ時間が短縮できる，合併症のリスクが少ない——等も挙げられます。

こうした理由から，検査ではCTAなどがかなり主流となってきていますが，三次元血管撮影法（CTA，MRA）では，治療を行うことはできないため，治療を伴う場合は，カテーテル法が用いられます。

血管撮影装置を用いた検査と治療　各領域で幅広い利用方法がある

1 検査・画像診断系材料&機器

エックス線やヨード造影剤を利用し、血管の血流状態や形態を調べたり、血管内手術を行う際に不可欠な医療機器

血管撮影装置は、様々な部位の検査や治療に活用されています。なかでも同装置を使用した治療は「インターベンション（介在）」と言われ、侵襲の面で、薬物による内科的治療と手術による外科的治療の中間に位置するものとして、近年発展を遂げています。

脳血管領域

①血管の形態や走行から病変の診断をしたり、②急性期脳梗塞部位の治療（血栓溶解剤を注入して、血栓を溶解する）に用いられたりします。また、③脳主幹動脈の狭窄に対する治療（バルーンカテーテルを使用して血管を拡張させ、ステント等を挿入し血行を元の状態に戻す）や、④脳動脈瘤に対する処置（マイクロカテーテルを用いてコイルを挿入し、病変部を塞栓する）などにも使用されます。

心臓血管領域

①冠動脈血管の状態、心室・弁の動き、心房内の血圧の評価や、②虚血性心疾患の治療（冠状動脈の狭くなった部分や、血栓で閉塞した部分をバルーンカテーテルで広げ、ステントを留置して血行を回復させる）、③不整脈に対するカテーテルアブレーション（電気生理的に検査したうえで病変部を焼灼する）などで使われます。

腹部血管領域

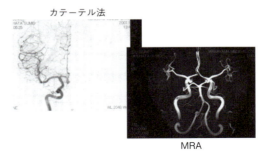

▲脳動脈の撮影

①腹部血管の状態や消化器系の出血部位の確認や、②腹部臓器の腫瘍の診断に使われます。また、③腹部腫瘍に対しては、腫瘍を養っている血管にマイクロカテーテルを挿入して抗腫瘍剤を注入したり、血管を強制的に塞栓させ腫瘍を壊死させる治療法が確立していて、特に肝癌で大きな成果をあげています。

肺血管領域

深部静脈血栓症の合併症として発生する肺動脈血栓塞栓症（静脈で形成された血栓が肺動脈につまる）予防のためにフィルターを下大静脈に留置する際に使用されます。

下肢血管領域

動脈硬化による狭窄部位をバルーンカテーテルやステントを用いて拡張する際に役立ちます。

★血管撮影装置関連の診療報酬

血管撮影は、E003 造影剤注入手技「3」動脈造影カテーテル法「イ」（3600点）に、撮影料（E002「3」）、写真診断料（E001「3」）等を併せて算定します。また、造影剤注入に伴い、冠動脈狭窄の機能的重症度を評価する検査を実施した場合は、「血流予備能測定検査加算（E003「3」「イ」「注1」400点）、バルーンカテーテルを用いて一時的に血行遮断して虚血による症状の有無を調べた場合は、「頸動脈閉塞試験加算（E003「3」「イ」「注2」1000点）が算定できます。

なお、手術の前段として行った場合は、費用は手術料に含まれ、画像診断料を別に算定することはできません。

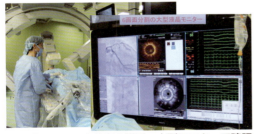

▲心臓カテーテル検査の様子。大型モニターで確認しながらカテーテルを進める

29 RI検査装置（SPECT, ガンマカメラ）

RI検査装置の役割　臓器の機能を画像化――多くの病気の診断に有用

放射性同位元素（ラジオアイソトープ，Radio Isotope）を患者に投与して診断を行う検査は，一般的に核医学（RI）検査と呼ばれています。

微量の放射性薬剤を体内に入れると，特定の臓器（骨や腫瘍など）に集まり，そこから微量の放射線（ガンマ線）を放出します。この放射線の体内分布をガンマカメラ（シンチカメラ）と呼ばれる特殊なカメラで体外から測定するもので，臓器，病変部位の代謝・血流を画像・数値化することができます（シンチグラフィ）。また，ガンマカメラを回転させて様々な方向から撮影した平面画像をコンピューターで再構成し，断層画像を作る撮影法を，SPECT（single photon emission computed tomography，単一光子放射断層撮像法）といいます。

エックス線検査やCT検査，MRI検査などは主に臓器の形の異常を捉えるものですが，

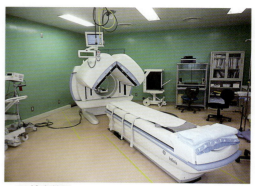

▲RI検査装置

RI検査では，臓器の位置や大きさのほかに，臓器の働き（機能）も捉えることができるため，他の検査ではわからない病気を見つけることもできます。例えば，心臓のRI検査の場合，「心筋梗塞」と「心筋虚血」の判別を診断することが可能です。

RI検査は苦痛がなく副作用も少ないため，多くの病気の診断に利用されており，現在，日本では，年間約200万件の核医学検査が行われています。

ただし，小児に対しては慎重に投与する必要があることや，妊産婦や授乳婦等に対しては原則として投与しないことが望ましく，検査を行う場合は，授乳を一定期間停止する必要も生じます。

図表　SPECTとPETの主な違い

	体内に投与する物質	検出する放射線	感度（両者の比較）
SPECT	ガンマ線を放出する放射性同位元素	放射性同位元素から放出されるガンマ線	低い
PET	陽電子を放出する放射性同位元素	陽電子と体内の電子の反応により放出されるガンマ線	高い

RI検査装置による検査　被ばく量はエックス線と同程度

検査の手順としては，まず，臓器や検査目的に合った放射性医薬品を静脈注射します。これが目的の部位に集まるまで数時間～数日を要します。所定時間が経過したら，あとは検査台に横たわり安静にしているだけで，ガンマカメラが移動しながら画像を作成します。

例えば，心筋シンチグラムの場合，放射性

1 検査・画像診断系材料＆機器

体内に投与した放射性元素から発せられる放射線を計測することにより，体内の状態を調べる装置。

医薬品は「^{201}Tlcl（塩化タリウム）」などが使用され，運動負荷時に撮像し，安静時である3～4時間後に，もう一度撮像を行う方法が採られています。

検査で受ける放射線被ばく量は，だいたい1回のエックス線検査と同じくらいです。

次に，各臓器に対してRI検査がどのような目的で行われるのか，見ていきましょう。

心臓：心臓は，RI検査が最も多く行われる臓器です。虚血性心疾患（特に狭心症）の診断において，形態画像では評価がむずかしい心筋局所の虚血状態を，核医学検査により非侵襲的に診断できます。診断により治療法も変わるため，非常に重要な検査です。

具体的には，心筋検査用の放射性薬剤を投与して，運動負荷時と安静時の心筋細胞内への放射性物質の取込みの違いを比べて，血流不足を判断します。

脳：多くは脳血流測定のために行われます。脳血管障害や認知症の診断・治療法の選択に用いられているほか，バイパス術の適応決定や頸動脈内膜剥離術，頸動脈ステント術のリスク評価や術後の評価にも有用です。

肺：血流量を測定することで，主に肺血栓塞栓症などを診断するために行われます。肺血栓塞栓症に対しては90％以上の感度があり，CTよりも精度の高い検査を行うことができます。

骨：骨も，RI検査が頻用される部位です。そのほとんどが悪性腫瘍の骨転移の検索のために行われます。他のどの画像検査よりも感度が高く，容易に全身骨を検査できます。骨転移には造骨性転移と溶骨性転移がありますが，ともに骨新生が活発で放射性物質を多数取り込むため，写真のような放射性物質の集積像を示します。

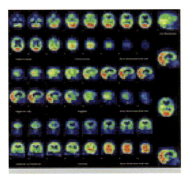

▲SPECT画像

甲状腺：甲状腺については，ホルモン値でほとんど診断を絞り込むことができますが，バセドウ病や甲状腺炎の鑑別・確定診断のために，核医学検査は有用です。

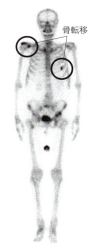

骨転移

▲骨のシンチグラフィ像

★RI検査装置の診療報酬

RI検査装置で算定できる診療報酬としては，E100シンチグラム（画像を伴うもの）（1300点，1800点，2200点），E101 シングルホトンエミッションコンピューター断層撮影（1800点）があります。

E100 シンチグラムは，放射性同位元素（ラジオアイソトープ）で標識した放射性医薬品を体内に投与して，体内から出る放射線を測定するもの。

一方，E101 シングルホトンエミッションコンピューター断層撮影は，放射線の一種であるガンマ線放出核種を用いた断層撮影法。

また，月1回に限り，E102 核医学診断「2」（370点）を撮影日に算定できます。なお，コンピューターでの画像処理を伴わない場合は，D293 シンチグラム（365点，575点）で算定します。

30 PET

PETの仕組み　体内のポジトロンが放出するガンマ線を画像化

　PET（positron emission tomography：陽電子放射断層撮影）は，体内に取り込んだ陽電子（ポジトロン）の分布を検出することで癌などを見つけ出す医療機器です。

　癌細胞は代謝が活発で，正常細胞に比べて約3～8倍のブドウ糖を細胞内に取り込みます。PETは，癌細胞のこの特性を利用したものです。ブドウ糖にポジトロンを放出する「ポジトロン核種」である元素・フッ素18（18-F）をつけた薬剤・FDGを人体に入れ，FDGから放出されるポジトロンが周囲の電子と反応することで出されるガンマ線を検出し，画像を作ります（図表）。

　検査の方法は，まず，絶食の状態でFDGを静脈注射します。注射後，患者は暗くした部屋のリクライニングシートで1時間ほど安静にします。少しでも運動すると，筋肉にブドウ糖が取り込まれ，感度の良い画像が撮影できなくなってしまうためです。その後，PET装置に横になり30分ほど全身撮影（ガンマ線の検出）を行います。PET検査は，入院の必要もなく，苦痛のない検査です。放射性物質を使用しますが，被ばく量は8mSv

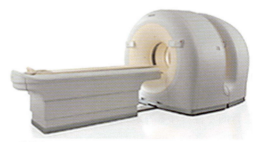

▲PET

と低く，人体への影響はほとんどありません。

　PETといえども，顕微鏡レベルの癌は発見できません。また，臓器によっては癌の検出がむずかしいこともありますが，基本的には5mm以上の癌であれば検出可能なため，従来の検査と比べると，癌の検出率は20倍と言われています。CTやMRIを組み合わせることにより，情報の精度が高まります。

　PETは高額であり，保険適応も制限されていますが，高度医療がさらに身近なものになるために，PETの普及が望まれます。

　また，PETとCTの画像を同時に撮影することができるPET-CTという機器もあります。PETはブドウ糖代謝などの人体の機

図表　PETの原理

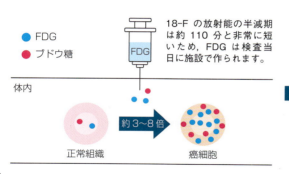

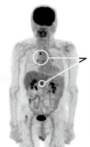

PET画像

FDGが多く集まったところ（癌細胞）が黒く映し出されます（PETでは，脳，膀胱，腎臓等は正常でも黒く写ります）。

1　検査・画像診断系材料＆機器

核医学検査に用いられる医療機器の1つ。ポジトロンの体内分布を映し出し，癌の早期発見に役立つ。

能から異常を発見する「機能画像」であるのに対し，CTやMRI検査は病変の形態（形）を画像化して異常を診る「形態画像」です。

PETとCTの撮影を同時に行うということは，別々で撮影する場合に比べて検査時間が短縮できるというだけでなく，「機能画像」と「形態画像」が融合した状態で見ることができるため，診断において有用です。

PETの応用性　アルツハイマー，心筋梗塞など幅広い臓器の疾患検査に有用

癌の治療効果測定等への応用

PET検査の有効性は癌の健診，発見だけではありません。特に，最近では抗癌剤投与や放射線治療のあとの治療効果の判定に使われています。その他，治療薬の選択やリンパ節の癌転移，悪性黒色腫のチェックなどにも有用です。

さらに，PET検査を乳房用に開発した乳房専用PETもあります。PETより精度が上がって，1.5mm以上のがんを見つけることできるようになりました。

脳疾患への応用

さらにPETは，癌だけでなく，脳の病気にも応用されています。例えば，アルツハイマーの早期発見にも効果があると言われています。脳は全身で最もブドウ糖を消費する器官ですが，アルツハイマーの脳は，活動低下によりブドウ糖の取込みが悪いことが認められるためです。

また，脳血流量や酸素代謝量，グルコース代謝量を検査し，脳梗塞や脳血管狭窄症の病態を調べて，治療法の選択に役立てることもできます。MRIやCTでは虚血や梗塞の所見がなくても，PETで各データを解析し，脳組織の血流や代謝の変化を捉えることができます。

心臓疾患への応用

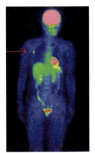
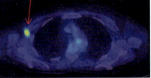

右乳癌術後右腋窩リンパ節転移の様子（上は断面図）。

▲PET-CT画像

心臓の検査にもPETは有用です。心筋梗塞によりダメージを受けた心筋の範囲や程度がわかれば，冠動脈形成術やバイパス術を積極的に行うべきか否かを判断する助けになります。また，FDGの心筋への集積を調べることで，心臓サルコイドーシスの診断にも有用です。

★ PET関連の診療報酬

PETで算定できる診療報酬の代表は，E101-2 ポジトロン断層撮影（7000点，7500点）です。
そのほか，エックス線CTと組合せた装置で撮影した場合にはE101-3 ポジトロン断層・コンピューター断層複合撮影（7625点，8625点）を算定し，PETとMRIを組み合わせた装置で撮影を行った場合はE101-4 ポジトロン断層・磁気共鳴コンピューター断層複合撮影（9160点）を，そして乳房専用のPETを用いた場合はE101-5 乳房用ポジトロン断層撮影（4000点）を算定できます。
そのほか，月1回に限り，E102 核医学診断（450点，370点）を撮影日に算定できます。

31 CT

CTの登場　1973年にイギリスで開発，世界中に広まる

　現在，CT（コンピューター断層撮影）装置は，日本のほとんどの病院，多くの診療所に設置されており，CT検査を受けたことのない人はほとんどいない，と言ってよいほど普及しています。

　CTは1973年にイギリスで開発され，すぐに世界に広まりました。CTの登場により，頭から足の先まで診断が容易になりました。当初のCTは，エックス線ビームを発射する装置とエックス線検出器が体の周りを回転し，体の輪切り像を撮影する——というものでした（**図表1**）。体が動いてしまうと綺麗な画像が撮れないため，1つのスライスを撮影するたびに一回一回息を止める必要があり，また，1枚の断層画像を撮影するのに4〜5分かかっていたため，患者さんの負担が大きいのが難点でした。

　しかしメスを使わず人体の輪切りが見えることは画期的であり，CT装置の登場・進化は，医療者側と患者側に大きな恩恵を与えることになりました。

図表1　CTの原理

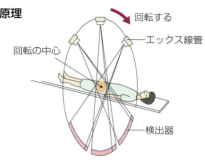

エックス線管，検出器が同じ位置関係を保って回転してデータを収集する。扇形のエックス線の内側の画像が得られる

CTの技術進歩　エリアディテクターCTの登場で広がる可能性

　その後のCT装置の進化はすばらしいものです。撮影速度，連続撮影，撮影範囲を各メーカーが競い合い，やがてヘリカルCTが登場しました。「ヘリカル」とは「らせん状の」という意味です。

　ヘリカルCTでは多くの技術改良がなされ，エックス線ビームの回転と患者が横たわるテーブルの移動を同時に行うことにより，体をらせん状にスキャンすることが可能になったほか，高速になったため，一度の息止めですべてのスライスを撮影できるようになりました。

　撮影時間が短い分，放射線被ばく量が少なくなったこともメリットです。また，画像にずれがなく，データ量が多く連続性もあることから，データを基に3次元画像（ボリュームデータ，**右ページ写真下**）を作りやすくなりました。そのため，小さな病気の見逃しが少なくなるなど，診断・治療の正確性がさらに飛躍しました。

　国内のヘリカルCTは64列のものが普及していますが，128列や256列のものも開発され，市場に出ています。性能の高いものほど低被ばく，高画質というメリットがありますが，その分価格も高くなっています。

　従来のヘリカルCT装置では，心臓のような動く臓器は1回転では全体をスキャンできず，連続撮影した画像を重ね合わせて再構成する必要がありました。そのため，脈拍の変動や不整脈が発生するとズレが生じ，冠動脈

1 検査・画像診断系材料&機器

Computed Tomography（コンピューター断層撮影）の略。エックス線を用いて，人体の内部を撮影・画像化する。

診断では精度が必ずしも十分ではありませんでした。

この悩みを解消するものとして，次世代のCT，320列エリアディテクターCT（**写真上**）があります。

ヘリカルCTよりも広い検出器を有するため，1回転で1つの臓器をカバーすることが可能となってきました。例えば心臓領域では，寝台を動かさずに動いている心臓を1回転0.35秒でカバーし，ボリュームデータとして画像化できるようになりました。これにより，これまでは血管造影装置（アンギオ）で行われていた検査が，簡単に行えるようになったのです。

また脳領域では，脳底部から頭頂部までまったく同じ時相の画像（等時相性）を得ることができます。さらに同じ部位を連続撮影・間欠撮影することにより，時間軸を有するデータを得ることもできます。

脳領域では，心臓とは異なり脳動脈から脳静脈まで観察することが診断・治療に有用です。また，造影剤注入後に連続撮影することにより，時間軸が加わった3次元画像を得ることもできます。

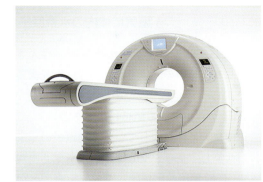

▲320列エリアディテクターCT（写真提供：東芝メディカルシステムズ株式会社）

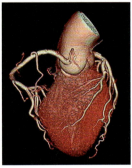

▶64列のヘリカルCTのデータを元に作成された心臓の3次元画像

★ CT関連の診療報酬

CT関連の診療報酬としては，E200 コンピューター断層撮影（CT撮影），E203 コンピューター断層診断があります。

E200と併せて，電子画像管理加算，新生児・乳幼児加算，造影剤使用加算，冠動脈CT撮影加算，外傷全身CT加算，大腸CT撮影加算などが算定できます。

図表2　画像診断用の医療機器

	医療機器	原理
エックス線	エックス線撮影装置，マンモグラフィ，血管造影撮影装置	**エックス線**を体に照射して透過したエックス線を写真フィルムに撮影
核医学診断	RI検査装置（SPECT，ガンマカメラ）	**放射性同位元素（ラジオアイソトープ）**を投与し，体内の一定の場所に集まった放射線を検出して画像化
	PET，PETCT，PETMRI，乳房専用PET	ブドウ糖に**陽電子（ポジトロン）**をつけて体内に取り込み（注射），体内の一定の場所に集まったガンマ線を検出して画像化
コンピューター断層撮影診断	CT，ヘリカルCT	全包囲から照射された**エックス線**が，体を通過する際，どの程度，体内に吸収されて減衰するかを，反対側のエックス線検出装置で記録し，コンピュータで再構成
	MRI	**高周波の磁場**を与え，体内の水分に含まれる水素原子核（プロトン）が「磁気共鳴」する時に発生する電波を読み取って画像化

32 MRI

MRIの仕組み　磁気に体内の水素原子が共鳴して発する信号を画像化

MRIは，現在，多くの医療機関で導入されており，一般の人にもなじみ深い検査機器です。

MRIから発生する磁場に生体をさらすと，生体内に大量に存在している水素原子の原子核が共鳴し，信号を発します（核磁気共鳴現象）。発信される信号は，臓器，病変ごとに異なりますが，それらの信号を画像化したものがMRI画像です。

現在，実際の臨床で使用されているMRIは，0.2～3.0テスラ*まであり，その数値が大きいほど，質の高い画像を描出することができます。

*磁力の大きさを表す国際単位

MRIで使用される磁場は体に無害です。また，検査前の薬剤の注射や安静が必要ないほか，同じく癌の検索に有用であるCTやPET等と異なり放射線被ばくがないことも，MRIの大きな利点の1つです。ただし，心臓ペースメーカーが入っている人，きちんと固定されていない金属が体内にある人は，MRI検査を受けることはできません。また，検査中は狭いMRI装置内に体を固定された状態で数十分いなければいけないため，閉所恐怖症の人は検査に耐えられない場合もあります。

閉所恐怖症などで狭いトンネルの中に入るのが困難な方には，横側が空いていて開口部が広いオープン型MRIが有用です。またMRI検査時に磁気共鳴により発生する大きな音を苦手とする方も少なくありませんが，最近では撮影時の音を3d以下に抑えている機種もあります。さらに技術の進歩により撮影時間の短縮が図られています。

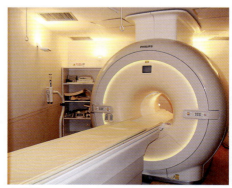
▲MRI

MRIの技術進歩　撮影方法の開発により癌の進行度の評価や脳梗塞の予防が可能に

MRIの技術は進歩し，様々な撮影方法が開発されています。

拡散強調画像法

最近，特に注目されている撮影法で，細胞内の水分子の動きを写すものです。正常細胞では，細胞内で活発な水分子の動き（拡散）がありますが，悪性腫瘍の細胞内

図表1　MRIの原理

Magnetic Resonance Imaging system（磁気共鳴画像装置）の略。磁気を利用して体内を撮影する画像装置。

では水分子の拡散が抑制されているため，その拡散の度合いによって癌を調べます。

拡散強調画像法は，ほとんどの腹部の癌を検出でき，またその転移の評価にも有用であるため，癌の進行度のより正確な評価が可能となります。

また，CTで描出できないような急性期の脳梗塞も診断できるため，救急医療の分野においても多用されています。

MRA（Magnetic Resonance Angiography）

MRI装置を使用して生体内の血管を写し出す撮影法です。MRA画像（写真）での診断により，脳の血管が細くなりかけているのを発見して脳梗塞を予防する，脳動脈瘤を早期に見つけて破裂前に治療を行い，くも膜下出血を未然に防ぐ――といったことが可能です。

近年，3.0テスラのMRIの導入も進み，その画像は病理画像に迫る解像力があります。

生体の生理的・機能的な情報をくみ上げるのにも有用です。新しいパルスシークエンス

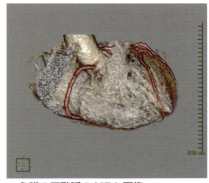
▲ 心臓の冠動脈のMRA画像

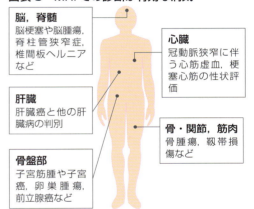
図表3　MRIでの診断が有効な病気

脳，脊髄：脳梗塞や脳腫瘍，脊柱管狭窄症，椎間板ヘルニアなど

肝臓：肝臓癌と他の肝臓病の判別

骨盤部：子宮筋腫や子宮癌，卵巣腫瘍，前立腺癌など

心臓：冠動脈狭窄に伴う心筋虚血，梗塞心筋の性状評価

骨・関節，筋肉：骨腫瘍，靱帯損傷など

の組合せにより種々の撮像方法が開発され，新しい生体情報が提供されるようになってきています。その意味するところをいかに臨床評価するかも重要なところです。

★ MRI関連の診療報酬

MRIで算定できる診療報酬としては，E202 磁気共鳴コンピューター断層撮影（MRI撮影）（1620点）他，E203 コンピューター断層診断（450点）のほか，画像診断管理加算（70点，180点），心臓MRI撮影加算（300点），乳房MRI撮影加算（100点），電子画像管理加算（120点），造影剤使用加算（250点）等の各加算があります。造影剤料は別途請求できます。

図表2　MRIとエックス線CTとの比較

	MRI	エックス線CT
撮像原理	MR現象	エックス線の吸収
放射線被ばく	なし	あり
撮像面	任意断面	横断面
組織分解能	優（化学的情報）	良（物理的情報）
動的診断情報	容易	困難

CTの利点は，優れた空間分解能です。最新機器では0.5mm程度の小さな腫瘍を見分けることも可能です。また，検査時間も短く，医療費も安く済みます。

一方，MRIは，CTと違って検査被ばくがなく，部位によっては造影剤を使用しなくても血管像を得ることができます。しかし，CTより検査時間が長くかかるうえ，分解能もやや劣る面があります。

33 中心静脈カテーテル

中心静脈カテーテルの役割　挿入部は内頸静脈，鎖骨下静脈，大腿静脈

①大静脈から投与することが望まれる薬剤や輸液を投与する必要がある場合，②他の手段では栄養を確保できないか困難である場合，③末梢血管の確保が困難な場合，④ブラッドアクセスとして必要な場合，⑤ショックや心不全などで治療上，中心静脈圧測定が必要な場合——等で，中心静脈カテーテルの留置が必要となります。

大静脈へは，①内頸静脈，②鎖骨下静脈，③大腿静脈のいずれかからアクセスします（図表1）。まず内頸静脈の場合，穿刺が簡単で挿入距離が短くエコー下で容易に挿入できます。デメリットは，首のカテーテルが患者さんの動作の邪魔になるため，固定がむずかしい点です。鎖骨下静脈の場合，カテーテル固定は簡単ですが，誤穿刺による気胸のリスクがあります。大腿静脈の場合は，穿刺に伴う合併症のリスクは最も低いのですが，排泄物により汚染されやすいことから感染のリスクは高まるほか，長期留置による静脈血栓を起こす危険性があります。

挿入の手順

中心静脈カテーテルの挿入は，超音波ガイドあるいはレントゲン下で行います。臥位で行うのが一般的です。まずカテーテル留置部位を消毒し清潔な覆布で覆います。次に穿刺部位に皮下浸潤麻酔を行い，試験穿刺（23G針を用いて静脈血の逆流を確認し，その角度や深さをよく記憶）を行ったうえで，ただちに本穿刺を行います。本穿刺で静脈血の逆流を確認後，抵抗がないことを確認しながらガイドワイヤーを挿入します。ガイドワイヤーを進める際には心電図に注意を払い，不整脈が出現した場合，ただちにガイドワイヤーを少し引き抜き，心電図が改善するのを待ちます。

ガイドワイヤーの留置後，本穿刺針を抜去し，皮膚小切開ののちダイレーターを挿入して，ガイドワイヤーを確実に保持しながらカテーテルを挿入します。ガイドワイヤーを抜去し，静脈血の逆流を確認したのち，ヘパリン加生理食塩液による一時的なヘパリンロックを行います。カテーテルを糸で皮膚に固定すれば手技は終了です。カテーテル留置後には，カテーテル先端の位置と合併症の有無を胸部レントゲンで確認します。

カテーテルの挿入は比較的安全な手技ですが，穿刺時やカテーテル挿入時に神経，血管，筋肉，肺などの組織を損傷することがあります。肺を損傷すると気胸が発生します。局所麻酔薬によるアレルギー反応やカテーテル挿入部からの感染や菌血症を起こすこともあります。そのため，医療安全の観点から，中心静脈カテーテル穿刺挿入に関する指針を作っている病院も多いと思います。

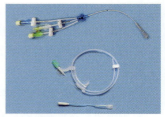

▲ 中心静脈カテーテル
（写真提供：テルモ株式会社）

図表1　挿入部位

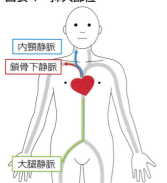

2 手術・処置系材料＆機器

大静脈から薬剤や輸液を投与する場合などに留置する。1本のカテーテルに複数のルートが接続可能。

中心静脈カテーテルの種類　使途に応じてルーメンを使い分ける

中心静脈カテーテルには、投与口が1つのシングルルーメンのほかに、ダブルルーメン、トリプルルーメンといった投与口が複数のマルチルーメンがあります。

1本のカテーテルのなかに内腔が複数あるダブルルーメン、トリプルルーメンがあります。複数ルーメンの場合、内腔の太さ（径）は異なります（図表3）。

トリプルルーメンは栄養だけでなく重要な薬剤を投与するときにも使用されます。イメージとしては、3本の点滴ラインを束ねて、1本のカテーテルにしたようなものですから、投与口が3つあるように、出口も3つあります（図表3）。

なお、内腔が多いほど感染の危険性が高まるため、必要最小限の内腔が選択されます。また、カテーテルは無菌状態での操作が必要なため、通常、必要な物品一式がキットになったものが使用されます（図表4）。

★中心静脈カテーテル関連の診療報酬
　カテーテル挿入の手技料はG005-2～G005-4で算定します。また、挿入後の薬剤等の投与はG005やG006で算定します。詰まり等でカテーテルを交換する場合、カテーテルの材料料だけでなく手技料もその都度算定可能です。

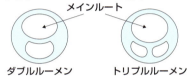

図表2　中心静脈カテーテルの構造と投与経路

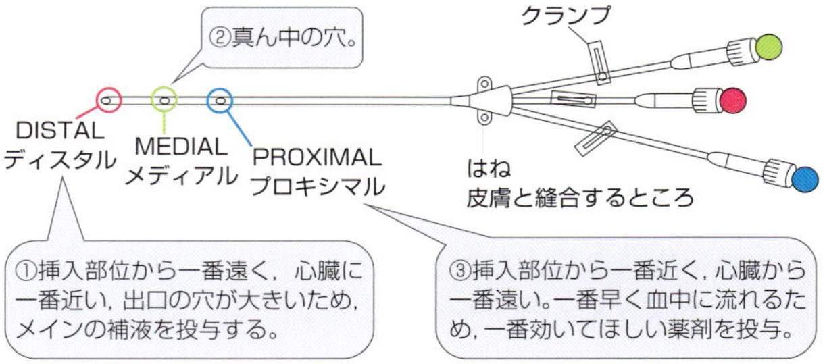

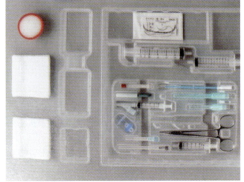

図表3　カテーテルの断面

図表4　キット

カテーテルに加えてガーゼや注射器、穿刺針、針・糸など
（写真提供：テルモ株式会社）

図表5　特殊な形状の中心静脈用カテーテル

末梢留置型中心静脈注射用カテーテル	太い静脈（内頸静脈、鎖骨下静脈、大腿静脈など）ではなく、末梢の細い血管から挿入する際に使用する。上腕の肘静脈や上腕皮静脈から挿入。挿入手技は簡便。
カフ型緊急時ブラッドアクセス用留置カテーテル	血液透析、持続的血液濾過透析、血漿交換、エンドトキシン吸着などの血液浄化療法で使用する。脱血と送血が同時にできるようやや太いダブルルーメンになっている。通常、大腿静脈を穿刺して下大静脈に留置。

手術・処置系材料＆機器

注射処置
手術
その他

93

34 創傷被覆材（ドレッシング材）

傷が治癒する仕組み　止血・炎症→肉芽形成→再構築のサイクルで治癒する

　私たちが日常生活のなかで負う怪我として多いのは，擦過創，挫創，裂創，熱傷などです。

　皮膚に損傷が加わると，創周囲に血小板やマクロファージ（貪食細胞）が集まり，細菌や壊死物質を除去し始めます。さらに，血液中の成分であるフィブリノゲンがトロンビンという酵素によってフィブリンに変化してゲル状の物質になり，傷ついた血管を塞いで止血します（滲出破壊相≒止血・炎症期）。

　3，4日経つと，毛細血管の新生や線維芽細胞の増殖が起こり，顆粒状の肉芽が出現します（これがやがて真皮に近い組織になる）。このときにフィブリンは吸収され，修復の主な材料となるコラーゲンに置き換わります（線維増殖相≒肉芽形成期）。

　1～2週間後には，新生した毛細血管から酸素や栄養が運び込まれ，さらにコラーゲンの量が増加し，創が収縮し（瘢痕相≒再構築期），傷は治ります（図表1）。

図表1　創傷の治癒過程

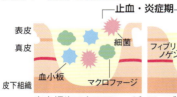
血小板やマクロファージが細菌や壊死物質を除去。

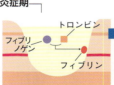
フィブリンが結合して網目状の物質となり，血管を塞ぐ。これを人工的に作ったものが，生体糊。

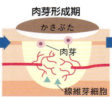
かさぶたの下で毛細血管の新生，肉芽の出現，コラーゲンの産出などが起こる。

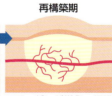
コラーゲンが増え，組織が修復されていく。

創傷被覆材の役割法　創面の湿潤状態を保ち，治癒を速める

　創傷治癒の一連の過程を推進するのが細胞成長因子と呼ばれるもので，皮膚の傷口の「ジクジク」がまさにそれです。以前は，ガーゼを当てて傷口を乾燥させる治療が一般的でした。しかし，ガーゼは「創面を乾燥させる」ために考案された素材であるため，使用すると創上皮化をストップさせるうえに，乾くと創面に固着し，処置時に疼痛を与えるなど，皮膚欠損創には適していないと考えられるようになり，近年では，傷口を創傷被覆材（ドレッシング材）で覆って湿潤状態を保ち，細胞成長因子を常に充満させておく治療法が一般的になっています。

　この治療法は閉鎖療法と呼ばれ，創傷治癒が速いことに加え，創面に固着しないため創処置時の疼痛がない，創処置の回数を減らせる，肥厚性瘢痕・ケロイドの発生が少ない

図表2　閉鎖療法の意味

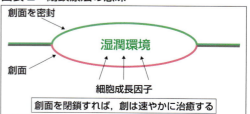

② 手術・処置系材料＆機器

創傷の治癒を速めるために創傷面に貼付する材料。近年は創傷面を密閉するタイプのものが主流。

――等のメリットがあります（図表2）。

ここでは，近年医療現場で使用頻度の高い創傷被覆材の一部を紹介します。

①ポリウレタンフィルム・ドレッシング

薄く透明なフィルム状で，単独で皮膚に貼り付けて創を密閉するほか，ほかのドレッシング材を覆う「二次ドレッシング材」としても使用されます。滲出液が少なく，上皮化したばかりの脆弱な皮膚を保護するのに有用です。

②ハイドロジェル（写真提供：大鵬薬品工業株式会社）

ジェルタイプの被覆材で，フィルムドレッシングで密封して利用します。深い陥没の開放創にも利用可能です。

③ハイドロコロイド・ドレッシング

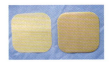

カラヤガムという成分が浸出液を吸ってゲル状になり，創面を保護します。滲出液吸収能力が少ないため，肉芽形成がある程度され，上皮を形成する時期に使用します。

④ポリウレタンフォーム・ドレッシング

スポンジ状で吸水性に優れています。また，弾力があるため，創部へのクッション効果もあり，筋や骨の皮下組織へ至る傷のクッションとして使用されます。

⑤アルギン酸塩・ドレッシング

コンブから抽出されたアルギン酸塩を不織布に加工したもので，強力な止血作用をもちます。出血を伴う傷に使用します。

⑥ハイドロポリマー・ドレッシング

吸水性に富み，柔軟であるため，関節部や

図表3　創傷被覆材と滲出液の量

	なし	少	中	多
ポリウレタンフィルム	―			
ハイドロジェル		💧		
ハイドロコロイド		💧💧		
アルギン酸塩			💧💧💧	
ポリウレタンフォーム			💧💧💧💧💧	
ハイドロポリマー				💧💧💧

踵の創などに使用されます。傷の深さに合わせてすき間を作らないため，創底が深い場合に有用です。

生体糊（生体組織用接着剤）

なお，創傷の治療には，ドレッシング材といった材料のほか，生体組織用接着剤といわれる血液製剤も使用されます。

手術で使用する際は，それぞれ別の容器に入れられたフィブリノゲンとトロンビン（止血剤）を混ぜてフィブリンを作り，空気や血液などがもれないように穴を塞いだり，接着するために使用します。

ちなみに，脳外科領域では，髄液がもれないよう穴を塞ぐために必要不可欠なものです。そのほか，骨の接着や縫合部を補強する際にも塗ったり，吹きかけたりして使用します。

原料は血液ですが，ウイルス検査を行ったうえで加熱処理，ウイルス除去膜処理を施しているので，安全に使用できます。

> ★創傷治療材料関連の診療報酬
> 　ドレッシング剤を使用する手技には，J000 創傷処置，J001 熱傷処置，J001-4 重度褥瘡処置，K000 創傷処理，K000-2 小児創傷処理，K009 皮膚剥削術，K013 分層植皮術，K013-2 全層植皮術などがあります。
> 　ドレッシング材の価格は，用途に応じて，特定保険医療材料 101 に定められています。
> 　また，生体糊の価格は薬価基準に定められています。

手術・処置系材料＆機器

注射処置
手術
その他

35 胸腔ドレナージチューブ・吸引器

役割 肺に穴があいた場合の呼吸管理や胸腔内の貯留物排除などに役立つ

呼吸の原理

胸腔は胸壁，縦隔，横隔膜を境界とする閉鎖された空間で，肺はそのなかに収まっています。意識的・無意識的にかかわらず，呼吸中枢の指示で横隔膜が下に進展すると，胸腔全体が陰圧（内部の圧力が外部の圧力より小さいこと）になり空気が吸い込まれ（吸気），肺が膨張します。逆に横隔膜が収縮して上昇し，陽圧（内部の圧力が外部の圧力より高いこと）になれば，肺も自然に収縮して空気が吐き出され（呼気）ます。

「呼吸＝肺が自分の力で膨らむ」というイメージがあるかもしれませんが，肺に筋肉があるわけではなく，横隔膜と肋間筋の動きにより胸腔内圧と外圧の差が生まれることで，呼吸ができているのです。

胸腔ドレナージチューブ・吸引器の役割

肺に穴があいてしまうと，横隔膜が下に進展して肺に空気が入ってきても空気がもれて胸腔内が陰圧にならない（肺が膨らまない）ため，酸素の取入れができなくなります。肺の小さなのう胞が突然破れることで発生する自然気胸や，外傷で折れた肋骨が刺さるなどして肺に穴があいた場合などが該当します。

このようなとき，救命のための呼吸管理に必要になるのが胸腔ドレナージチューブと吸引器です。

また，様々な疾患や手術が原因で胸腔内に貯留した胸水や血液，膿などを排除するとき，あるいは開胸術や気胸が原因で陽圧になった胸腔内を排気して正常な圧にするときにも，胸腔ドレナージチューブと吸引器を使用します。

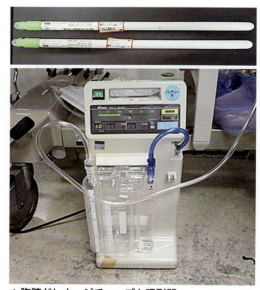
▲胸腔ドレナージチューブと吸引器

使用方法 ドレーンに接続してドレナージを行う

チューブを使用する際は，まず，挿入に適した体位（仰臥位で挿入側の上肢を挙上）をとります。

次に挿入部を消毒し，滅菌ドレープをかけて，挿入する部分の皮膚に十分に麻酔を行ったあと，肋間から胸膜まで針を進め，麻酔を行います。

麻酔後，約1cmの皮膚切開を行い，指や鉗子で肋骨上縁まで通り道をつけ，内套を入れたチューブを，胸膜を突き破るように挿入し，胸腔内で内套（套管針）を抜いて胸腔ドレーン（トロッカーカテーテル）を挿入しま

② 手術・処置系材料＆機器

肺に穴があいた患者の呼吸管理や，手術等で胸腔内に溜まった貯留物除去などに用いる医療材料。

次に，滅菌操作により，ドレーンと低圧持続吸引器を接続する胸腔ドレナージチューブを適切な長さで挿入し，持続吸引器に接続します。接続後，破れた肺の部分が修復されて空気がもれなくなるまで胸腔ドレナージをして呼吸管理を行います（図表2）。

挿入できたら排液の様子や空気もれの有無を確認して，切開部を縫合します。挿入部は皮膚欠損用創傷被覆材で保護して，固定用テープで固定し，エックス線でドレーンの先端を確認します。

その後，①バイタルサイン，②排液の量・性状，③皮下気腫や空気もれの有無，④呼吸音の左右差，⑤疼痛——などを観察し，手術部位の治癒状況を調べます。

胸腔ドレーンからの空気の排気がなくなれ

図表1　胸腔ドレナージチューブの挿入箇所

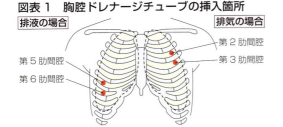

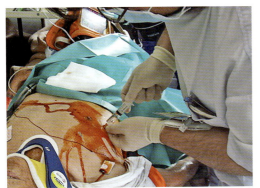

▲ドレーン挿入部分に麻酔を行っているところ

図表2　持続吸引

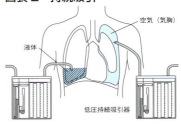

ば肺は十分に拡張したと判断し，ドレナージチューブをクランプ（閉鎖）します。おおむね24時間後に胸部レントゲンを撮影し，気胸の再発がないことを確認してチューブを抜去します。一方，1週間以上経過しても胸腔ドレーンからの排気が続くようなら，外科的手術を考慮します。

チューブの抜去は，まずチューブの挿入部分から局所麻酔を行ってから開始します。チューブの抜去と同時に皮膚を縫合できるように，あらかじめ皮膚に縫合糸をかけておきます。患者に息を吐かせることで胸腔内を陽圧に保ちながら，ゆっくりとチューブを引き抜き，チューブが抜けると同時に縫合糸を結紮して，皮膚を閉じます。

なお，胸腔ドレナージの合併症としては，皮膚挿入部や吸引機接続部の感染，チューブの固定不良による抜去，皮膚の閉鎖不全による外気の漏入などがあります。

★胸腔ドレナージチューブ・吸引器関連の診療報酬

特定保険医療材料としては，24時間以上留置した場合，「025 套管針カテーテル」（1980円など）が算定できます。算定できるのはカテーテルのみです。

留置等の手技料としては，J019 持続的胸腔ドレナージ（開始日）（550点）により算定します（3歳未満は110点を加算）が，手術日に行った場合は別に算定できません。また，2日目以降は，J002 ドレーン法（ドレナージ）（50点）により算定します。

36 鼻腔カニューレ, 酸素マスク, フェイスシールド

鼻腔カニューレ, 酸素マスクの役割　低酸素状態の患者に高濃度酸素を供給

私たちは空気を吸い，肺と血液を通じて酸素を全身の各組織へ送っています。

意識障害，心筋梗塞，肺炎，大きな外傷，心肺停止などが発生したとき，血液中の酸素濃度の低下が状態の悪化を招きます。そのため，酸素投与は初期治療の基本です。特に脳や心臓は低酸素状態に弱い臓器です。酸素投与は，以下の2つの方法で行われます。

鼻腔カニューレ

1つは，鼻腔にチューブを入れる「鼻腔カニューレ」です。鼻腔カニューレは，鼻腔のみに管があるため会話や食事が妨げられません。簡便で装着しやすく持ち運びもできるため，酸素療法において第一選択となります。軽症の場合にはよく使用されます。

一方で，鼻腔が乾燥しやすいという欠点があります。そのため，流量計から湿潤器を通して酸素を供給し，鼻腔が乾燥しないように注意する必要があります。

大気中の酸素濃度は約21％ですが，鼻腔カニューレから100％酸素を1L／分の速さで流すと，空気と混じって酸素濃度が24％の空気を吸入することになります。2L／分にすると酸素濃度は8％上がり，32％になり

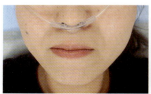 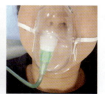

▲（左）鼻腔カニューレ，（右）酸素マスク

ます。鼻腔から入れるため，流量は最大5L／分（酸素濃度40％）が限界です。

なお，①5L／分以上の高濃度の酸素を供給しても，吸入酸素濃度（FiO_2）が頭打ちになること，②4L／分以上では鼻腔粘膜の乾燥が著明となること——から，流量は4L／分未満が望ましいとされています。

酸素マスク

もう一つは，鼻と口をマスクで覆い酸素を投与する「酸素マスク」です。病院や救急車でよく目にされると思います。

酸素マスクでは，呼気の再呼吸を防ぐために，通常，流量は5～8L／分で使用します。5L／分では40％，8L／分では60％の酸素濃度（空気の3倍）と，鼻腔カニューレよりも高濃度の酸素を供給することができますが，顔全体を覆うため患者さんは少し窮屈です。

私たちは病態に合わせた最適の方法で，血

図表1　鼻腔カニューレとマスクの一覧

	鼻腔カニューレ	フェイスマスク	ベンチュリーマスク	リザーバー付き酸素マスク
	低濃度：$FiO_2 < 35\%$	$35\% \leq FiO_2 \leq 60\%$	$24\% \leq FiO_2 \leq 50\%$	高濃度：$FiO_2 > 60\%$
適応	長期使用の在宅患者　等	短期使用，口呼吸の患者　等	II型呼吸不全患者	緊急時に使用，短期使用の患者
利点	使用が簡単で苦痛が少ない シングルユース，低コスト	使用が簡単で迅速 シングルユース，低コスト	安定した酸素吸入が可能	フェイスマスクと同様 高濃度FiO_2の供給が可能
注点	6L／分以上の高い酸素流量は不快 外れやすい　等	食事時は使用できない 呼気の熱がこもり，不快		フェイスマスクと同様 窒息の原因になり得る

2 手術・処置系材料&機器

酸素療法や人工呼吸で患者へ酸素を供給する際に使用。患者の病態や必要な酸素量に応じて使い分ける。

液中の酸素濃度を計測し、酸素流量を調整して治療を行っています。

濃度の高い酸素吸入が必要な場合、「ベンチュリー」が使用されます。小さな穴から高圧の酸素を流してジェット流を作ることで、ジェット流の周りが陰圧になります。ここから空気を引き込んで酸素と空気を混合し、高流量の酸素と空気の混合ガスを作る仕組みです。

さらに高濃度の酸素吸入が必要な場合には、「リザーバー付き酸素マスク」を使用します。このマスクには酸素を貯めておくリザーバーバッグがついており、呼気時には弁から二酸化炭素を排出し、吸気時にリザーバーバッグ内の酸素およびマスク内のガスを吸入する仕組みです。これにより、通常の酸素マスクに比べ高濃度の酸素が投与可能になります。

注意点は、空気の混入防止のためマスクと顔のあいだに隙間ができないよう密着させることと、リザーバーバッグ内が空にならないよう酸素流量を調節することです。また、高二酸化炭素血症を伴う患者の場合、CO_2ナルコーシスを引き起こす危険もあります。

フェイスシールドの役割　人工呼吸の際、救護者を感染や嘔吐物から守る

人工呼吸時に使用する材料として「フェイスシールド」があります。これは、マウス・ツー・マウス人工呼吸をする時、傷病者の口に当てるカバーです。フェイスシールドにより、救護者と傷病者が直接口をつけずに済むので、感染予防になるだけでなく、一方弁の働きにより傷病者の嘔吐物からも救護者を守ることができます。

現在、広く普及している心肺蘇生法の基本は、呼気吹込み人工呼吸と胸骨圧迫心臓マッサージです（図表2）。心肺停止になった際、

図表2　心肺蘇生法

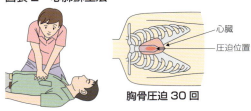

胸骨圧迫30回

5分以内にバイスタンダー（Bystander：傷病者のそばにいる人）による心肺蘇生法が行われ、さらに10分以内に医師や救急隊員による処置が施された場合、救命率が向上すると言われています。

傷病者の呼吸が止まっていると判断したら、バイスタンダーはマウス・ツー・マウス人工呼吸を行うことが求められます（成人では胸骨圧迫だけでも有用）。

★鼻腔カニューレ、酸素マスク関連の診療報酬
　酸素療法の診療報酬は、J024（65点）、J024-2（65点）にて算定します。その際使用した酸素は、J201の酸素加算にて算定します（在宅医療でC103を算定している場合は、上記の点数は算定不可）。

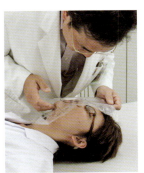

▲フェイスシールド

37 イレウス管

> **腸閉塞とは** 腸の動きが悪くなり，腹痛，吐き気が起こる病気

　腸閉塞（イレウス）は，腸の一部が狭くなったり，腸の動きが悪くなることで内容物が詰まり，お腹がはって激しい腹痛と吐き気・嘔吐を生じる病気です。腸管の閉塞が起こると閉塞部より口側の腸管に食物や腸液，ガスが充満し腸管内圧が上昇します。拡張した腸により横隔膜が押し上げられ，呼吸機能の低下をきたします。また，嘔吐や腸管の吸収障害で，体液や電解質の異常をきたします。高齢者の場合は嘔吐物による誤嚥性肺炎が多く見られます。

　腸閉塞の原因の多くは，開腹手術後の腸管の癒着によるものです。開腹手術後は腸同士や腸と腹壁がくっつく癒着が起こりますが，癒着の部位や程度によっては腸が折れたり捻じれたりして腸閉塞を起こし，場合によっては手術が必要になることもあります。

　さらに，腸重積，腸軸捻転，ヘルニアなど

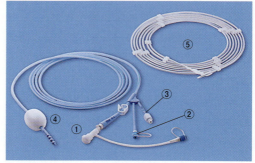

①吸引用コネクター　④バルーン
②サンプ用コネクター　⑤ガイドワイヤー
③バルーンコネクター
▲イレウス管

が原因で，腸が閉塞した状態となり，腸が締め付けられて血行障害を起こし，壊死してしまう危険性もあります。激しい嘔吐や腹痛だけでなく，時にショック症状を起こすこともあり，緊急な処置が必要で，手術になることもあります。

図表1　腸閉塞の種類

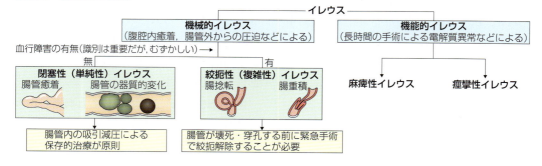

> **イレウス管の挿入方法** 十二指腸内への挿入が技術的に最も困難

　このイレウスの治療に必要なのがイレウス管です。イレウス管を挿入することで腸内に詰まった内容物を取り除き，腸管内圧を下げ，嘔吐などの症状を緩和し，腸管浮腫の軽減や穿孔の予防効果などが期待できます。また，イレウス管を通して造影剤を注入することで，

2 手術・処置系材料＆機器

開腹手術後の腸管の癒着を原因とする腸閉塞の治療に使用。挿入後，早ければ数日以内に解除される。 **特材**

閉塞部位を診断することもできるほか，不完全閉塞で保存的に経過観察するときにもイレウス管を使用して治療します。

イレウス管による治療

イレウス管の挿入方法は次のとおりです。まず経鼻的にイレウス管を挿入し，胃内溶液を充分に吸引します。次に，イレウス管から造影剤を流しながらエックス線透視下で幽門輪（胃の出口）の位置を確認します。その後，イレウス管内にワイヤーを挿入し，イレウス管に硬度をもたせて幽門輪から十二指腸内へ進めます。これが技術的に最もむずかしいため，通常はエックス線透視下で行いますが，挿入が困難な場合は消化管内視鏡を使って挿入することもあります。

十二指腸内へ挿入したイレウス管をさらに進め，トライツ靱帯を越えて小腸内まで挿入します。なお，イレウス管の先端がトライツ靱帯を越えないと，小腸内の内容物を吸引することができません。トライツ靱帯を越えることが困難な場合にはトライツ靱帯手前に留置することも稀にあります。

最後に，イレウス管の先端近くにあるバルーン内に蒸留水を注入して膨らませます。この膨らんだバルーンによって，イレウス管が腸蠕動運動に乗って小腸内を進み，自然に閉塞部手前まで達します（図表2）。

1本のイレウス管は，①腸内の内容物を吸引したり，ワイヤーを通すためのルート，②造影剤を注入するためのルート，③バルーン内に蒸留水を注入するためのルート——の3つのルートが束になった構造になっています。

イレウス管を挿入後，早い人は数日以内に腸閉塞が解除されます。イレウス管を1週間以上留置しても腸閉塞が解除されない場合は，手術治療を考慮します。

その他の治療1（手術療法）

手術療法では，癒着した部分を外科手術により剝がし，腸管の狭窄を解除します。腸管の切除が必要になることもあります。また，癒着を剝離するための手術によって，新たな癒着を作ってしまう可能性もあります。最近では腹腔鏡下手術も行われています。

その他の治療2（高気圧酸素療法）

腸閉塞のなかでも，腸の蠕動運動が低下した麻痺性イレウスに対し，「高気圧酸素療法」が保険適応されています。約2気圧で酸素100％の密閉容器の中に身体ごと入ることで，全身に酸素を行き渡らせる治療で，腸の動きが活性化して，イレウスを改善します。

図表2 挿入方法

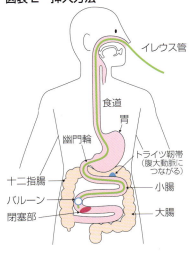

★イレウス管関連の診療報酬

イレウス管挿入の手技料はJ034 イレウス用ロングチューブ挿入法（610点）で算定（経鼻，経肛門共通）し，2日目以降はJ002 ドレーン法の所定点数により算定します。

イレウス用ロングチューブ（030）は，24時間以上体内留置した場合に算定できますが，ガイドワイヤーは別に算定できません。

38 血液浄化装置

腎臓の働き 尿毒素などの排泄，水分調整など7つの役割をもつ

腎臓は，上腹部のやや背中側に左右1個ずつあります。腎臓は，血液を綺麗に保つという重要な機能をもち，具体的には以下のような7つの働きがあります。この腎臓が機能を落とした状態が「腎不全」です。

① **尿毒素などの排泄**…尿毒素を濾過して体外に出すための機能をもっています。体に不要な尿毒素がたまると，消化器症状（食欲不振・吐き気・喉の渇き），精神・神経症状（不眠・頭痛・いらいら），貧血症状（息切れ・動悸），皮膚症状（かゆみ），呼吸器症状（呼吸困難），眼症状（視力低下）が起こります。

② **水分調整**…尿の量や濃さを調節し，体内の水分バランスを一定に保ちます。水分がたまることにより，むくみ・体重増加・動悸・息切れなどの症状が現れるほか，体内の血液量が増え，高血圧になります。また，心臓の肥大により心不全になったり，肺に水がたまったりします（肺水腫）。いずれも命に関わる病態です。

③ **電解質の濃度調整**…ナトリウムやカリウムなどの電解質の濃度を正常に保ちます。

④ **血圧の調整**…レニンというホルモンを分泌し，血圧を調整しています。

⑤ **血液のpH調整**…血液を正常な弱アルカリ性に保つよう調整します。

⑥ **造血刺激ホルモンの分泌**…エリスロポエチンという造血刺激ホルモンを分泌し，赤血球の生産を促します。

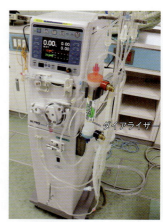

ダイアライザー

▲血液浄化装置

⑦ **ビタミンDの活性化**…ビタミンDを活性化させ，カルシウムの吸収を助けます。

腎機能低下による体の不調

腎機能の低下は，体に様々な異常をきたします。特に血圧の問題は重大で，高ナトリウムによるもの，レニンの異常分泌によるもの，水分過多によるものなど，様々な要因から高血圧になります。また，高カリウムによる心停止や，重炭酸イオンの再吸収障害によるpH異常からの痙攣やしびれ，赤血球不足による貧血，カルシウム低下による骨の異常——などを生じることもあります。

血液浄化装置の役割 腎不全患者の腎臓機能を代行

血液浄化装置は，糖尿病や腎炎が原因で腎臓の機能が低下し，体内に老廃物や有害物質がたまったり，電解質のバランスが崩れたとき，腎臓の機能を代行するため，必要になる医療機器です。血液浄化装置を用いて行う治療としては，血液透析のほか，吸着療法や交換療法も含まれます。

血液透析は，慢性腎不全の患者に対する最も一般的な血液浄化法です。一方，吸着療法とは，正常値よりも高いものや，病原物質を吸着器によって除去する治療です。さらに，交換療法は，病原物質が含まれている血漿を

2 手術・処置系材料＆機器

読んで字のごとく、「血液を浄化する装置」全般を指す。腎臓機能を代行する透析装置などが代表的。

交換する治療ですが、感染やアレルギーの問題が生じる危険性があります。

ここでは、血液透析の原理について説明します。まず、ポンプで脱血側より血液を引き、ダイアライザー（血液浄化器）に通します。ダイアライザーの透析膜を介して毒素を除去するとともに、電解質を正常化して静脈側から体に戻します。

ダイアライザー内の透析液（正常な血液に近い濃度の電解質を含んでいます）と透析膜を介することによって、**拡散**〔濃度差を推進力として生じるもので、溶質（溶液の成分で、溶媒に溶けている物質）は高濃度側から低濃度側へ移動する〕と**限外濾過**（圧力差を推進力として溶液成分が膜を透過する現象）が起こり、溶質の移動が生じます。これにより、不要物質を除去することができます（図表1、2）。

血液透析は週に2〜3回、1回当たり3〜5時間行います。しかし、腎臓は24時間休みなく働いているのに対し、体に負担がかかる透析は行える時間が限られていますので、腎臓機能のすべてを代行することはできません。血液透析で賄えるのは、正常の腎臓の10％くらいの働きです。そのため、血液透析を行っている人は、水分摂取や食事、運動など、日常生活に注意が必要です。

透析にはそのほかに、体内の腹膜を利用した腹膜透析があります。腹膜にカテーテルを挿入し透析液を注入、そこから6〜8時間ごとに透析液を交換するものです。腹膜透析はゆっくり透析するため、心臓など血行動態へ

図表1　拡散と限外濾過の仕組み

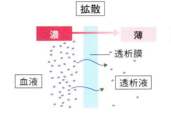
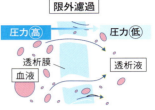

血液中の高濃度の物質が低濃度の透析液側へ拡散し、血液中の不要成分が除去される。

血液中の不要物質が、圧力の高い血液側から低い透析液側へと移動し、血液が濾過される。

図表2　血液透析の流れ

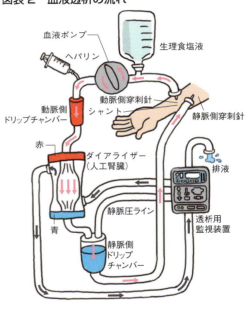

の負担が少ない治療方法です。しかし、腹膜の状態が悪くなって透析効率が低下したり、カテーテルから感染して腹膜炎を発症する危険性があります。

★血液浄化装置関連の診療報酬
　血液浄化装置を用いる処置には、J038 人工腎臓、J038-2 持続緩徐式血液濾過、J039 血漿交換療法、J040 局所灌流、J041 吸着式血液浄化法、J041-2 血球成分除去療法、J042 腹膜灌流があります。

39 喉頭鏡

喉頭鏡の役割　麻酔時の気道確保などのために使用

　喉頭鏡は，麻酔時や救急現場，重症疾患の治療時など様々な場面で，気道確保や異物除去，人工呼吸時の気管チューブの挿入・配置等のために用いられる器具です。その他，喉頭およびその周辺の一般的な観察，診断，治療にも役立ちます。麻酔科医，救急医，気管内挿管を認められた救急救命士にとっては，いわば板前にとっての包丁のような，必要不可欠な器具と言えるでしょう。

　喉頭鏡の構造は，①グリップ（ハンドル），②ブレード（ハロゲン光を出す部分）──からなります。ブレードは，患者の体格に応じたものを選定して，ハンドルに取り付けます。

　ブレードの形により，①マッキントッシュ型（緩やかな彎曲型），②ミラー型（直線型）──に分けられます。

　①マッキントッシュ型喉頭鏡には，その改良版であるマッコイ型が含まれます。ハンドル部のレバー操作により，ブレードの先端部が上方に屈曲，挙上する構造で，より確実に

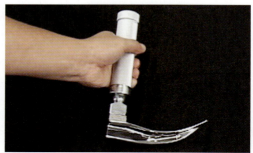
▲喉頭鏡（マッキントッシュ型）

喉頭展開できるようになっています。

　②ミラー型喉頭鏡は，開発経緯によりミラー型，ウィスコンシン型，フォレガー型などに分かれますが，ブレード形状はほぼ同じ直線型です。

　実際に医療現場でよく使用されるのは，マッキントッシュ型です。また，材質もプラスチック，ポリスチレンの2種類があります。実際に使用する際は，**写真**のように左手でハンドルの根元近くを握り，親指はハンドルの真上に置きます。

図表1　挿管時に使用する器材

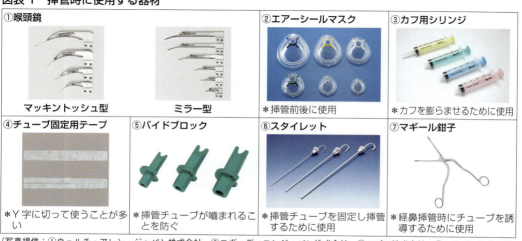

（写真提供：①ウェルチ・アレン・ジャパン株式会社，②コヴィディエンジャパン株式会社，③ニプロ株式会社，④ニチバン株式会社，⑤⑦村中医療器株式会社，⑥富士システムズ株式会社）

[2] 手術・処置系材料&機器

挿管，気道確保に不可欠。医師だけでなく，気管内挿管を認められた救命救急士にとっても身近な器具。

喉頭鏡による気道確保の方法　ブレードで，沈下した舌根を確実によける

全身麻酔時や意識障害で舌根が落ち込み十分な気道の確保ができないとき，また突然の心肺停止状態に陥ったときなどは，人工呼吸が必要になります。この際，喉頭鏡を使用して気道を確保します。

気道とは，鼻腔から口腔→咽頭→喉頭→声帯→気管→気管支までを指します。気道管理においては，口腔が喉頭鏡や気管チューブの入口となります。

咽頭は，気道と消化管の交差点で，喉頭と食道へつながっています。喉頭は第4～6頸椎の高さにある箱状の部位で，軟骨・靱帯・筋・粘膜で構成されており，中央部に声帯があります。

気管内挿管の手順

では，実際に喉頭鏡を用いて気管内挿管を挿入する手順について説明しましょう。

まず，右手の親指と人差し指を上下の門歯にかけて口を大きく開き，ブレードで舌を左によけ，舌根と喉の奥に先端を入れます（喉頭展開，**図表2**）。この際，患者の頭に適度の高さ（5～10cm）の枕や円座を入れて頭を高くし，軽く後屈し下顎を挙上させます。この姿勢を，sniffing position と呼びます（sniffは，嗅ぐの意。手にした花の香りを嗅ぐような姿勢のため。**写真**）。挿管をしやすくするため，目から声門までの間に直線的な視野空間を確保するようにします。

声帯が見えてきたら，右手で気管チューブを声帯の中へ通して気管内へ挿入します。気道閉塞は舌根沈下によって起こるものですので，舌根を確実によけることが重要です。

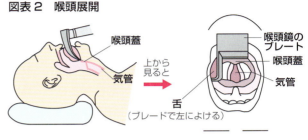
図表2　喉頭展開

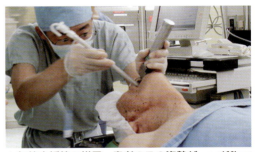
▲気管内挿管の様子。患者のこの姿勢が，sniffing position

また，喉頭鏡の型によって，喉頭展開をするときの挿入位置が異なります。マッキントッシュ型では，先端を喉頭蓋谷（舌と喉頭蓋の間のくぼみ）に挿入し，喉頭蓋を根元の組織ごと上にあげます。

ミラー型は，マッキントッシュ型と同様の使用方法だけでなく，先端部で喉頭蓋を直接挙上して声門を視認することも可能で，主に新生児～小児での気管挿管に用いられます。

★喉頭鏡関連の診療報酬

救急現場などで，今回説明したような気道確保・気管チューブの挿管を行った場合，J044 救命のための気管内挿管（500点）を算定します。また，この際に人工呼吸を行った場合は，J045 人工呼吸を同時に算定できます。

40 人工呼吸器

人工呼吸器の役割　自発呼吸の回数や肺・呼吸筋の状態等に応じ，呼吸環境を調節

　呼吸は，心臓の拍動と同様，最も重要な生命活動の1つです。脳からの指令により，私たちは1分間に約15回，1回当たり500mLの呼吸を絶えず無意識に行っています。

　脳は，血液中の酸素と二酸化炭素量を感知し，呼吸回数や換気量を自動的に調節しています。運動をすると呼吸が速く，深くなるのを思い浮かべると，理解しやすいでしょう。

　人工呼吸器は，①重症脳障害（脳卒中，頭部外傷）で脳からの指令が低下したとき，②肺炎，肺挫傷で肺に問題が発生したとき，③横隔膜などの呼吸筋に障害が出たとき──などに，体内の酸素，二酸化炭素濃度を正常に保つために必要な医療機器です。

　最近の人工呼吸器は非常に高性能で，必要な呼吸回数をあらかじめ設定しておくと，自発呼吸が何回かあれば，不足している回数だけ呼吸させることができます。また，肺や呼吸筋に問題がある場合には，呼吸の圧力や時間を病態に合わせて設定し，最善の呼吸環境を提供することもできます。

　このように，人工呼吸器は，様々な病態において，また，集中治療室だけではなく，一般病室や在宅医療等，様々なシーンにおいて幅広く活躍しています。

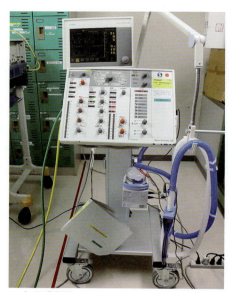

▲人工呼吸器

人工呼吸器による治療　多職種連携による正確な管理が重要

　人工呼吸器の基本的な構造は，①酸素濃度調節器（酸素と空気の混合調節・貯留を行う場所），②酸素と圧縮空気の供給パイプ，③吸気弁，④加温・加湿器，⑤吸気蛇管，⑥呼気蛇管，⑦呼気弁──からなります。また，本体には，各種呼吸モード（回数や量を決めるもの）の設定を行うパネルがついています（図表1）。

　人工呼吸器を使用する場合の治療は，①まず，呼吸苦を訴えている患者さんに対する診察を行い，②気管挿管により気道を確保し，③人工呼吸器を装着し最善の管理を行い，④状態が安定すれば呼吸器から離脱する──という流れになります。

　この過程には，主治医，集中治療医，救急医，麻酔科医，各科専門医など多くの医師が関わるほか，看護師，臨床工学技士，理学療法士も加わるので，まさにチーム医療です。さらにこのあと，呼吸モード・呼吸循環管理，栄養管理，感染対策，肺理学療法，精神的ケ

自発呼吸で足りない分の呼吸を補う医療機器。手術室，集中治療室，患者の自宅など幅広いシーンで活躍。

アなどを行いながら，治療を進めていきます。

人工呼吸器を使用する際は，セッティングが重要です。①人工呼吸器本体，加温・加湿器本体の電源が入っているか，②酸素と圧縮空気の配管が接続されているか，③各接続部に緩みや外れがないか，④加温・加湿器を用いる回路の場合，吸気・呼気の接続が正しいか，⑤ヒーターワイヤーが接続されているか──などを常にチェックします。

また，使用中，人工呼吸器の設定が指示どおりであること，各アラームが適切に設定されていることも重要なポイントです。また，回路がリークしていないこと，加温・加湿が加温・加湿器の設定どおりに行われていることもしっかりと確認する必要があります。

このように，人工呼吸器の装着には，いくつかのリスクも伴うため，安全管理に注意が必要です。例えば，気管内チューブ留置が長くなると，咽頭喉頭浮腫，声門浮腫・損傷，気道粘膜の損傷などが起こります。また，人工呼吸器を用いて肺に空気を送る陽圧呼吸をしていると，圧外傷（肺の過膨張による肺損傷）により肺胞内ガスが肺実質外へ漏出して，皮下気腫・気胸を引き起こす可能性があります。さらに，汚染された呼吸器回路・加温加湿器からの細菌類の侵入により人工呼吸関連肺炎を生じることもあります。

人工呼吸器には「事故が発生しやすい」というイメージがあるようですが，上記のようなチェックを正確に行えば，安心して使用できる医療機器です。

> ★人工呼吸器関連の診療報酬
>
> 人工呼吸管理を行う場合，まずは気管内挿管（J044 救命のための気管内挿管）を行うのが原則です。
>
> 人工呼吸は，実施した時間に応じて，以下のとおりに算定します。
>
> J045 人工呼吸
> 1　30分までの場合　242点
> 2　30分を超えて5時間までの場合　242点に30分またはその端数を増すごとに50点を加算して得た点数
> 3　5時間を超えた場合（1日につき）　819点
>
> なお，呼吸心拍監視（D220），経皮的動脈血酸素飽和度測定（D223），非観血的連続血圧測定（D225-2）を同一日に行った場合は，人工呼吸の費用に含まれるなど，包括される費用が多いので注意が必要です。
>
> 使用した酸素・窒素の費用については，使用量に応じて算定することができます。

図表1　人工呼吸器の構造

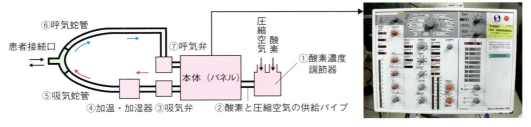

図表2　人工呼吸器の設定例

パラメータ	設定値	パラメータ	設定値
換気モード	SIMV＋PS	ピーク気道内圧	40cmH$_2$O 以下
FiO$_2$（吸入酸素濃度）	1.0（％）	吸気フロー	60L／分
1回換気量（1回に吸う量）	6〜10mL/kg	呼吸回数	15回／分
PEEP	5 cmH$_2$O	PS圧	10〜15cmH$_2$O

41 気管内チューブ

気管内チューブの役割　経口的・経鼻的に気管に挿入し，気道を確保

　病気などで自力での呼吸が困難になった場合，人工呼吸器の助けが必要になります。

　対象となる疾患は，まず，脳梗塞，脳出血，くも膜下出血，急性心筋梗塞——など緊急的に人工呼吸が必要になる疾患が挙げられます。例えば，突然心肺停止状態になった場合には，気管挿管を認められている救急救命士によって，その場で気道確保，人工呼吸と心臓マッサージが同時に行われます。また，交通事故や火傷などによる外傷で気管に損傷を負った場合にも，緊急の人工呼吸が必要になります。

　さらに，神経変性疾患，肺疾患，呼吸筋の麻痺，悪性腫瘍末期による全身状態の悪化——など，呼吸状態が徐々に悪化していく疾患も，人工呼吸の対象となります。

　今回のテーマである「気管内チューブ」は，このような疾患の患者さんに人工呼吸を行う際に必要不可欠な医療材料です。経口的または経鼻的に気管分岐部の上部まで挿入し，酸素吸入や全身麻酔時に気道を確保するために使用します。

　挿管方法として最も一般的なのは，短時間で実施できる経口挿管です。実際に経口挿管を行う際は，口から喉頭鏡で確認しつつ気管内チューブを声門から通過させ，固定します。

　経口挿管には，口腔の清潔保持がむずかし

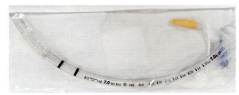
▲気管内チューブ

図表1　人工呼吸と気管内チューブ等の挿入部位

口 (経口挿管)	第一に実施される挿管方法。短時間で実施可能。口腔の清潔保持がむずかしく，患者の負担大。挿入期間の目安は1～2日。
鼻 (経鼻挿管)	主に，耳鼻科や歯科の手術の際や，開口障害などで，経口挿管が困難な時に施行。挿入期間の目安は2週間。
気管切開 (経気管)	気管カニューレを使用。長期間，人工呼吸器が必要な時や，自力で痰喀出が困難な場合などに適用。手技の難易度は高い。

く，また他の方法より患者さんの負担が大きいという欠点もあります。そのため，挿入期間の目安は，長くて10日ほどです。

　耳鼻科や歯科の手術を行う際や，開口障害，下顎骨骨折，頸椎損傷などの患者さんは，経口挿管が困難なため，経鼻的に挿管を行います。患者さんへの負担は，経口挿管よりは軽く，長期間の挿入が可能なため，経口挿管から切り替えて人工呼吸を継続することもあります（図表1）。

気管内チューブの構造　先端のカフは空気もれや分泌物の気管流入を防ぐ

　次に，気管内チューブの構造について説明します。成人用の場合，気管内チューブの全長は約30cmで，内径は成人男性では8～8.5mm，成人女性では7～7.5mmのものが使用されます。

　そして，先端付近にはカフ（cuff）と呼ばれる風船のようなものがついています。人工呼吸器装着時は，このカフをエアで膨らませ

② 手術・処置系材料＆機器

重症患者の呼吸管理（人工呼吸）に必要不可欠な医療材料。患者の状態に合わせた方法で気管に挿入する。

て，気管内チューブと気道の隙間を埋めることで，肺に送り込む空気がもれることを予防します。また，意識レベルの低い患者の場合，口腔内の分泌物が気管内に流入することがあるので，それを予防する役割もあります（図表2）。

カフ圧は，通常15～20mmHgが適切とされています。カフ圧が高すぎると，気道の粘膜が圧迫されて壊死・肉芽形成してしまい，気道狭窄となる恐れがあるため，注意が必要です（図表3）。

ちなみに小児の場合は，新生児で全長10cm・内径3mm，1歳児で同12cm・4mm，4歳児で同14cm・5mmのものを選択することが多いのですが，成長による個人差も大きいため，胸部単純写真や数式〔1歳以上の小児の場合：内径（mm）＝4.0＋年齢／4〕，小指の太さ（適切なチューブの太さと同じと言われている）などを参考にしながら，慎重に使用するチューブの内径を決定します。また，小児の場合は従来，気道合併症の懸念から，カフなしチューブを使用することが多かったのですが，カフの有無で合併症発生率に差がないことがわかってきたことや，カフの材質・形状が改良されたことから，最近では

図表2　気管内チューブの構造と名称

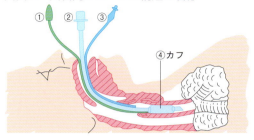

①パイロットバルーン（カフを膨らませるためのチューブ）
②チューブ（人工呼吸器へ接続）
③カフ上部吸引チューブ（分泌物を吸引するチューブ）

カフありのチューブの使用が増えています。ただし，小児では適正なカフ圧のデータがまだない（15～20mmHgが適切とのエビデンスがまだない）ことから，カフ圧は最低圧で使用されることが多いようです。

★気管内チューブ関連の診療報酬
　気管内チューブは，材料価格基準「027 気管内チューブ」に，カフの有無など機能により償還価格が定められています（587円～2710円）。原則，24時間以上体内に留置した場合に算定できます。
　なお，気管内挿管の手技料はJ044救命のための気管内挿管で算定しますが，気管内チューブの交換時には，算定できません。また，人工呼吸はJ045人工呼吸で算定します。

図表3　適正なカフ圧とリスク

●適正圧（安全域）の数値例	●気管内挿管に関連する合併症
20～30cmH₂O（水柱圧） 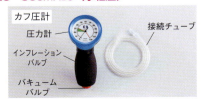 ※カフ圧計がない場合は，パイロットバルーンの膨らみが耳たぶ程度の感触を目安とする。 （写真提供：コヴィディエンジャパン株式会社）	＊カフ圧が高すぎる 　→気管壁の圧迫による血行障害（虚血）による合併症 　浮腫や潰瘍形成，出血，壊死，抜管後の気管狭窄など ＊カフ圧が低すぎる→カフのシワによる合併症 　空気もれや誤嚥。シワ自体による気管粘膜の損傷など ＊長期の挿管→気管の拡張 　カフの圧力による気管拡張

42 除細動器

除細動器の役割　電気ショックにより鼓動を再開させる

除細動器は，停止状態の心臓に電気ショックを加えて心臓の鼓動を再開させる医療機器です。「除細動器」の名前のとおり，心停止状態のなかでも心室細動に陥っているときに使用するのが最も効果的です。

心室細動とは，心室筋に生じた不規則な電気活動により心室が小刻みに興奮している状態を指し，心筋梗塞や心筋炎などの病気から起こったり，1回の期外収縮から発生することもあります。

実際に除細動器を使用する際は，電極を第2肋間で右胸の上，左胸の下に心臓を挟むように置き，直流電流を流して心室細動を停止させ，拍動を正しいリズムに復帰させます（図表2）。

突然の心停止にはこの除細動器が最も有効で，どこの病院にも設置されており，大学病院などの大きな病院では各病棟にあります。救急車には25年くらい前から搭載されるようになり，現在ではすべての救急車に搭載されています。2004年4月からは，医師の指示なしで救急救命士が使用できるようになりました。

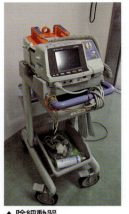
▲除細動器

《関連用語》
心室細動：VF
心室頻拍：VT
心房細動：AF
心房頻拍：AT

図表2　心肺蘇生手順

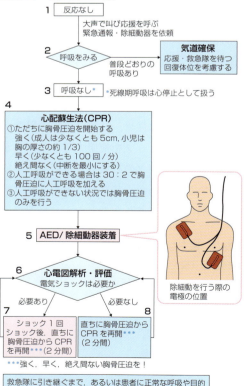

〔日本蘇生協議会「JRCガイドライン2010」一次救命処置(BLS)より改変〕

図表1　救急・救助の現況（2016年）

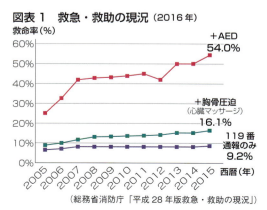

（総務省消防庁「平成28年版救急・救助の現況」）

2 手術・処置系材料＆機器

停止状態にある心臓に電気ショックを与え蘇生させる装置。AEDは街中でもよく見かけるようになってきた。

除細動器のバリエーション　一般の人でも使用可能な除細動器や植込み型もある

自動体外式除細動器（AED）

心停止状態の患者の生存率を飛躍的に高めるためには，心停止発生から3分以内に電気ショックをかけることが重要とされています。そのため，心停止発生時に患者さんの最も近くにいる救助者が迅速に処置を行えるよう，新しい技術が導入されたコンパクトな自動体外式除細動器（Automated External Defibrillator：AED，**写真**）が開発されました。今では，空港，駅，スポーツクラブ，学校，公共施設，企業など，人が多く集まるところを中心に設置が進められています。

AEDは，操作方法を音声でガイドしてくれるため，簡単に使用することができます。また，心臓の動き（心電図）を自動解析し，電気ショックが必要な人にのみ，電気を流す仕組みになっています。2004年7月からは医療従事者ではない一般の人でも使用できるようになりました。2015年に一般市民の方がAEDを使用した事例は1030件ありました（消防庁）。

植込み型除細動器（ICD）

心室細動や心室頻拍といった致死性心室性頻拍症を察知し，体内から電気ショックを行う除細動器もあります。それが，植込み型除細動器（Implantable Cardioverter Defibrillator：ICD）と呼ばれるものです（心臓ペースメーカーとの違いは㊿を参照）。

ICD治療の対象となるのは，致死性心室性頻拍症を発症したことのある人（2次予防）や，今後，致死性心室性頻拍症による突然死のリスクが高いと考えられる人（1次予防）です。1次予防の対象となる人の多くは，心

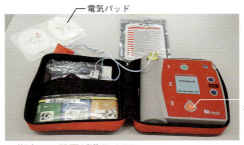

▲街中にも設置が進むAED

筋症，冠動脈疾患などの基礎疾患と不整脈を併せもっていますが，不整脈による症状がまったくない人もいます。

ICDの普及によっても，以前は救えなかった多くの命を救えるようになりました。

ICD利用者は，強い電磁波を出す電気製品の使用を避ける必要があります。例えば，電子レンジなどが該当します。また，自動車やバイクのエンジンは，セルモータを回すときに大きな電流が流れるので，エンジンがかかっている自動車のボンネットを開けて内部をのぞき込むといった行為は危険です。

そのほか，乗車中に急ブレーキでシートベルトがICDに強い衝撃を与える恐れがあるため，あらかじめ植込み部付近にクッションなどを当てておくなど予防策が必要です。なお，電気毛布などは普通に使用する分には影響を与えないと思われます。

★除細動器関連の診療報酬
除細動器による処置を行った場合は，J047 カウンターショック（2500点，3500点）により算定します。ただし，非医療従事者向けのAEDで行った場合は，保険医療機関において保険医が施行した場合のみ，算定可能です。
また，ICDの体内への植込み・交換は，K599 植込型除細動器移植術（31510点等），K599-2 植込型除細動器交換術（6000点）により算定します。

111

43 ギプス

ギプスの種類　「プラスチックギプス」と「石膏ギプス」が多く用いられる

　ギプスは，骨折・脱臼・靱帯損傷の疼痛緩和や整復位置の保持，患部の固定による治癒促進——といった目的で使用される医療材料で，ギプス固定は整形外科領域における主要な治療法の一つです。

　ギプスという言葉は，ドイツ語で石膏を意味するGipsからきています。しばしば「ギブス」と誤って発音されますが，これは日本人にとって発音しやすい音であるためです。

　ギプス材として多く使われるのは，「プラスチック」と「石膏」です。

　プラスチックギプスは，水を含むと硬くなる樹脂を含んだグラスファイバー（ガラス繊維の編物にポリウレタン樹脂をしみこませたもの）製で，石膏ギプスに比べて薄く丈夫で通気性に富みます。

　石膏ギプスは，石膏粉末を綿布にからませたもので，水に浸して凝固反応で硬くさせて使用します。プラスチックより重く形を作りやすいため，やや形状が複雑な上腕骨骨幹部骨折や下腿骨骨折などに対する機能的ギプス（患部の整復位保持）として多く使用されます。

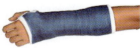
▲ギプス

> **用語解説**
> ギプスシーネ…板状ギプス。はじめから添え木として作ったもの。
> ギプスシャーレ…ギプスを半分に割って添え木のようにしたもの。包帯で巻いて固定する。

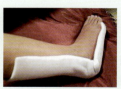
▲ギプスシーネ

ギプス固定の方法　巻くのには熟練の技術が必要，後遺症などに注意

　ギプス固定を行う際は，①下巻き（ギプスの下に巻く包帯），②ストッキネット（ギプスの上に巻く包帯），③医療用手袋，④バケツと水，⑤介助者，⑥ギプスカッターといった道具を準備します（図表1）。ギプスの大きさは複数あり，手指・前腕には2号（5cm幅）〜3号（7.5cm幅），大腿部や体幹には4号（10cm幅）〜5号（12.5cm幅）が使われます。

　固定する前には，①バイタルサイン（呼吸，脈，血圧），②骨折部より末梢の循環での血管の損傷の有無，③開放創の有無，④神経損傷の有無——などを確認します。

　次に，固定する範囲を決定しますが，原則は，骨折部の上下2関節を含む範囲です。例えば，前腕であれば肘関節と手関節，下腿であれば膝と足関節を含む範囲にギ

図表1　ギプス固定で準備するもの

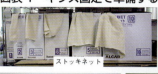
ストッキネット

手袋

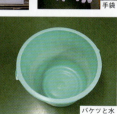
下巻き

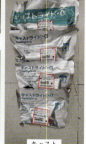
バケツと水

キャスト

2 手術・処置系材料＆機器

"ギプスなくして整形外科なし"と言われるほど，整形外科領域では基本的かつ重要な医療材料。

プスを装着することになります。また，「良肢位（手足や関節が日常生活動作において支障の少ない位置）」で固定することが重要です（写真，図表2）。

ギプスの装着

ギプスの装着は以下のような手順で行います。①まず，下巻き材を転がすように巻き，②水に浸したギプスを巻いていきます。この際，循環障害・神経圧迫がないか注意します。また，ギプスは下層と上層を3分の1くらい重ねながら巻き，最後は2～3重にするのがコツです。また，装着中は，介助者に患部を正しい角度に保持してもらいます。弱すぎず強すぎず，熟練した技術が必要です。

なお，ギプスを浸す水は常温にします（温水では硬化が早い）。4，5分で硬化するので，1巻ずつ水に浸し，慌てずに巻きます。

ギプス固定は，のちに神経障害，運動障害，循環障害，褥瘡，感染などの重大な合併症やギプス障害をきたす可能性があります。そのため，固定中は，痛みや腫れが強くなっていないか，爪や指先の血色の変化はないか，四肢のしびれや動きの低下はないか——などの観察を続けます。

ギプス固定の期間は約4週間です。固定して少し経つと，腫れの軽減や筋肉の萎縮によりギプスが弛むので，約2週間で巻き直します。手の舟状骨骨折などの骨癒合困難部位では，6週間程度固定することもあります。

固定により，筋肉の萎縮，関節の拘縮，骨量の減少は必然的に起こりますので，ギプス除去後は回復のためのリハビリテーションが必要になります。

超音波骨折治療法（K047-2，K047-3）

なお最近は，骨の自然な修復を待つだけで

図表2　良肢位
※良肢位とは，日常生活動作で支障の少ない肢位

肩関節	外転位60～80°
肘関節	屈曲位90° 前腕回内外中間位
手関節	背屈位10～20° 手指はテニスボールを握るような肢位
股関節	屈曲位15～30°　外転位0～10° 外旋位0～10°
膝関節	屈曲位10～20°
足関節	底屈位5～10°

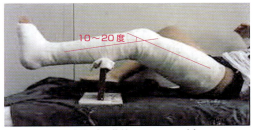

▲膝関節の良肢位（屈曲位10～20度）

なく，超音波を用いた「超音波骨折治療法」も行われています。これは，微弱な超音波を1日1回20分間，骨折部に当てることで骨折治癒を促進する治療法です。微弱な超音波が，骨折部の細胞に力学的刺激を与えることで骨癒合が促進すると考えられています。

患者さん自身がゼリーを幹部に塗布し，その上から治療器を当てて超音波を照射するもので，痛みはありません。

四肢骨折や偽関節の観血的手術から3週以内に開始する超音波骨折治療か，遷延治癒などに対して行う難治性骨折超音波治療があります。最近は，骨切り術後にも使用されます。

★ギプス関連の診療報酬

J122～J129-4に定められています。J123～J128は，プラスチックギプスを用いた場合は所定点数の100分の20を加算します。また，J122～J129-4については，3歳未満の乳幼児加算（100分の55）があります。

44 医療用針

注射針の使い分け　薬の種類や注射方法に応じて、10種類を使い分ける

薬を体内へ投与するには，①経口投与，②坐薬の挿入，③貼付（皮膚に貼る），④塗布（皮膚に塗る），⑤注射──といった方法があります。

注射は，薬の効果を速やかに発揮させたいときや消化管での吸収が悪い薬を投与するとき，患者の意識状態が悪く薬の経口投与が行えないときなどに有効です。この注射の際に使用するのが注射針です。

注射の方法は，治療目的や薬の性質によって異なります。注射針も用途に応じて，主に使われるものだけでも27G（ゲージ，外径0.4mm，内径0.22mm）から18G（外径1.20mm，内径0.94mm）まで10種類の太さがあり，わかりやすいように色分けされています。この色分けは以前はメーカーごとに異なっていましたが，2007年4月よりISO（国際標準化機構）規格へ統一されました（図表1）。

例えば，ツベルクリン反応，アレルギー反

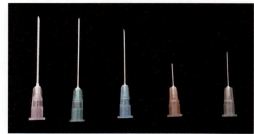

▲注射針（左から18G, 21G, 23G, 26G, 27G）

応といった検査は「皮内注射」により行い，注射針は最も細い27Gと26Gを使用します。

インスリン注射やワクチン注射は「皮下注射」により行い，注射針は25G, 24Gを使用します。

一部の抗生物質，鎮静剤では，23Gの注射針を用いて「筋肉注射」を行います。筋肉は血管が豊富で，皮内注射や皮下注射よりも薬が速やかに吸収されます。

さらに速く効果を期待したい薬や栄養剤を注射する場合，また輸血を行う場合には，「静脈内注射（点滴）」を行います。針は，血管の太さに合わせて22G～18Gの針を使用します。持続点滴を行う際は，金属の内針を抜いてナイロンの外套針のみを血管内に留置します（図表2）。

図表1　ISO（国際標準化機構）による注射針のカラーコード

(A) 注射針・採血計など
注射針，採血針，翼状針，血液透析用留置針，輸液セット，採血セット，針付き注射筒

針外径 mm	G	カラーコード
0.3		yellow
0.33	29	red
0.36		blue-green
0.4	27	medium grey
0.45	26	brown
0.5	25	orange
0.55	24	medium purple
0.6	23	deep blue
0.7	22	black
0.8	21	deep green
0.9	20	yellow
1.1	19	cream
1.2	18	pink
1.4	17	red-violet
1.6	16	white
1.8	15	blue-grey
2.1	14	pale green
2.4		purple
2.7		pale blue
3		green-yellow
3.4		olive brown

(B) 末梢血管用留置針
末梢血管用留置針（静脈留置針）

針外径 mm	G	カラーコード
0.6	26	紫
0.7	24	黄色
0.8/0.9	22	濃紺
1.0/1.1	20	ピンク
1.2/1.3	18	深緑
1.4/1.5	17	白
1.6/1.7/1.8	16	灰色
1.9/2.0/2.1/2.2	14	オレンジ
2.3/2.4/2.5	13	赤
2.6/2.7/2.8	12	水色
3.2/3.4	10	薄茶色

(C) 気道用吸引カテーテル
気道用吸引カテーテル

カテーテル外径 mm	Fr.	カラーコード
1.67	5	灰色
2.0	6	薄緑色
2.5	7.5	桃色
2.67	8	薄青
3.0	9	青緑
3.33	10	黒
4.0	12	白
4.67	14	緑
5.0	15	茶
5.33	16	だいだい（橙）色
6.0	18	赤
6.67	20	黄

注1）カラーコードの色表記はJIS規格，ISO規格に基づいた記載としています。

（厚労省告示112号平成17年3月25日）

図表2　点滴注射

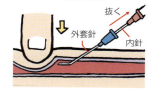

[2] 手術・処置系材料＆機器

医療用の針には、薬を投与する「注射針」と、傷を縫い合わせる「縫合針」の2種類がある。

縫合針の使い分け　傷の大きさや血管の太さに合わせた形状・大きさのものを使う

　生体が負った傷をふさいだり、手術での皮膚切開後、血管や腸管などをつなぐなど、組織を縫い合わせて接着する（縫合）際に必要なのが、縫合針です。

　縫合針の形は、まっすぐではなく円弧状で、針先の形状により、「角針」と「丸針」に分けられます。角針は、皮膚などの硬い組織で使用されます。丸針は、腸管や血管など、柔らかく組織の破壊が発生してはいけない場所などで使用されます。

　角針、丸針ともに彎曲の度合いにより強彎（2分の1周円針）（**写真**）と弱彎（3分の1周円針）に分けられ、大きさも複数あります。一般的に、深く大きな傷や太い血管には、強彎でサイズの大きな縫合針を用います。

縫合の方法と手順

　縫合は、まず持針器で針を持ち、針先を組織に対して垂直に入れます。そして、手首をひねり、針の円に合わせて回転させながら進めます。針先が反対側に出たら、持針器をいったん離し、組織から出た針先に持針器をかけ、針を引き抜く――という手順です。

　縫合方法には、主に「結節縫合」と「連続

図表3　皮膚の縫合（結節縫合）

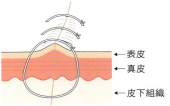

←表皮
←真皮
←皮下組織

縫合」の2種類があり、縫合する組織や目的に応じて使い分けます（**図表3**）。

　結節縫合は、1針ずつ結紮する方法です。1針ずつ結び具合を調整でき、部分的な抜糸が可能です。引っ張られる部位や、深い創に適していて、平面でない創や厚さが異なる組織同士の縫合にも有用です。

　一方、連続縫合は、1本の糸を創の終わりまで連続して縫合する方法です。結節縫合より速く、使用する糸の量も少なく済みますが、部分的な抜糸ができないため、感染がある場合には適しません。1カ所が切れると創全体が開いてしまうという危険性もあります。

針の廃棄

　注射針も縫合針も、患者のもつ病原体と接触している可能性があるため、使用後の廃棄については、医療廃棄物のなかでも特に注意が必要です。廃棄はマニュアル、法律に則って行う必要があります。

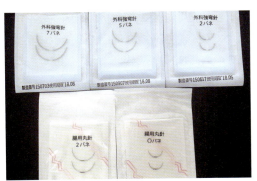

▲強彎の縫合針

★注射針、縫合針関連の診療報酬

　ほとんどの医療用針は、その材料費を保険請求できず、患者への実費徴収も認められていませんが、持続点滴に用いる留置針（020 プラスチックカニューレ型静脈内留置針）や在宅中心静脈栄養用輸液セット、万年筆型注入器用注射針――など特定保険医療材料に規定されているもの、あるいは在宅での注入器用注射針加算（C153）など、算定できるものもあります。

手術・処置系材料＆機器

注射処置
手術
その他

115

45 メス・電気メス

メスの種類　刃の形状や大きさにより4タイプに分かれる

メス（MES）は，外科医がほとんどの手術で最初に使用する医療機器で，オランダ語で「鋭利な小刀」という意味です。英語では，スカルペル（SCALPEL）といいます。

外科などの手術では皮膚の切開のみならず，組織の剥離や切断にもメスを使用します。刃を固定する柄は，もちやすいように太すぎず細すぎず，また操作しやすいようシンプルな形にデザインされています。

刃には先端が円い「円刃」と，先が尖っている「尖刃」があり，それぞれに大小2種類あります（写真）。

円刃は，刃の腹を使って切る構造になっており，主に切開のために使用します。「大円刃」は，大きく皮膚を切るときなどに使用するもので，脳神経外科では，頭皮を切るときに欠かせません。一方，「小円刃」は皮膚科，耳鼻科などで行われる小さな切開のほか，組織の剥離や体内に管を通すための穴を皮膚に開けるときにも用いられます。

尖刃についても主な用途は同じですが，尖った先端を使って切りますので，より細かな作業（例：繊細な切開や小さな組織の剥離など）に向いています。

また，メスの持ち方には①バイオリン弓把持法（提琴把持法），②テーブルナイフ把持法（食刀把持法，テーブルナイフホールディ

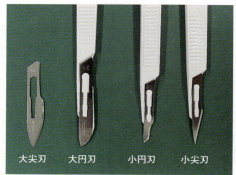

▲メスの刃の種類

図表2　切開・剥離・切断の違い

切開	組織を切り開いたり，膿を出すために膿瘍を切る際に行われる手技。
剥離	血管，脂肪，被膜，筋肉などを分けて剥がす手技。
切断	四肢や乳房など体の飛び出た部分を切り落とす手技。

ング，③ペン軸把持法（執筆法，ペンホールディング）――の3通りあります（図表1）。

バイオリン弓把持法とテーブルナイフ把持法は開腹など大きな切開に用いられます。ペン軸把持法は，ペンを握るのと同じように親指，人差し指，中指の3本で把持するもので，メスの先端を使って細かな作業（小切開）をするのに向いています（図表1）。

正しい皮膚切開は，手術の良否に直結するだけでなく，術後の合併症や創瘢痕の美醜，皮膚の機能にも影響することになります。

図表1　小切開の適応例

腫瘍・外傷	皮膚腫瘤，皮下腫瘤，汚染創（デブリードマン），皮下異物
膿瘍	感染性粉瘤，フルンケル，ひょうそ，肛門周囲膿瘍，乳腺炎，膿皮症，可能性リンパ節炎
その他	生検，ドレーン挿入，カテーテル挿入，気管切開，胃瘻造設，静脈切開

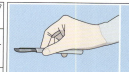
バイオリン弓把持法

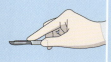
テーブルナイフ把持法

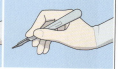
ペン軸把持法

② 手術・処置系材料&機器

外科医がほとんどの手術で最初に使用する医療機器。用途により刃の形状・大きさや持ち方が異なる。

電気メスの仕組み　人体に影響の少ない高周波の電気で組織を焼き切る

電気メスは，外科手術に広く使用される医療機器で，現在の医療現場では最も一般的な電子医療機器と言えるでしょう。電気メスの構造は，高周波電気を発生させる本体，メス先となる電極，電極の対極板として体に貼り付ける金属板――から成り立っています（写真）。

電気メスの利点としては，①生体組織の出血を抑えつつ切開することができること，②取扱いと習熟が容易であること，③電気メスで切開した組織の治癒が早いこと，④装置が廉価であり費用対効果が優れていること――などが挙げられます。

「切開モード」と「凝固モード」

電気メスには，皮膚を切開するための「切開モード」と，止血するための「凝固モード」という2つのモードがあります。

「切開モード」では，メス先と対極板の間に電流が流れると，メス先が接触した限局した狭い場所に大きなジュール熱が発生し，組織が瞬間にして数百℃に達してほとんど爆発するような勢いで細胞が消滅して焼き切られ，切開されていきます。組織がはじき飛んでしまうため，焦げることはありません。

「凝固モード」は，組織を凝固して止血させるためのモードです。止血作用をもたすために100℃くらいの弱い出力を断続的に発生させて，組織を凝固するようにできています。

電気メスで使用されている電気は，通常の家庭で使われている電気の2万倍もの周波数をもつ高周波電気です。周波数が高くなればなるほど人体に対する影響は少なくなるため，電気が体に流れることについては心配はいりません。

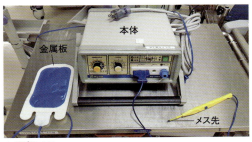

▲電気メス

図表3　電気メスの種類

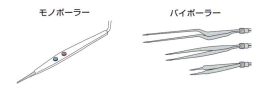

電気メスの種類

電気メスの種類は，大きく分けて「モノポーラー（単極）型」と「バイポーラー（双極）型」の2種類（図表3）があります。

通常，電気メスといえば「モノポーラー型」を指し，一般的に使用されているのはこのタイプです。電気メスの先端でジュール熱が発生し，金属板と電気メスのあいだを電気が流れます。

先述したように，高周波電気は人体に与える影響は少ないのですが，心臓ペースメーカー埋込み患者や頭頸部手術のように神経の密集した部位の手術には適していません。

そのような場合は，「バイポーラー型」を使用し，ピンセットで目的の組織をつまみ上げる要領で，ピンセットの先端のあいだに通電させることで凝固を行います。

46 手術用顕微鏡

手術用顕微鏡の役割　医師の「目」となり手術をサポート

　手術は，最低限の出血で，正常組織を傷つけることなく，正確に行わなければなりません。

　手術用顕微鏡は，その手術で外科医の「目」となり，手術をサポートしてくれる医療機器です。具体的には，①術野を数倍～20倍に拡大，②術野にハロゲン光やキセノン光を当て，明るい視野を確保，③術野の立体（3D）観察——などの機能をもっています。

　手術中，術者は両手で細かい作業をしているため，目と手は術野から離せません。光の方向や倍率の調整などはすべてフットスイッチで行います。

　また手術時は，介助する医師も，横に付けた側視鏡から術者と同じ視野を見ることができます。手術介助の看護師も常に手術の進行を観察する必要がありますが，手術用顕微鏡にはビデオカメラも装着されているので，モニターで手術の進行や操作を見ることができます。

　脳神経外科，眼科，整形外科，耳鼻科など様々な領域で必要不可欠な手術用顕微鏡は，手術ミスの減少はもちろん，時間短縮による患者の心身への負担軽減やスタッフの疲労軽減に役立ち，医療に安心感を与えています。

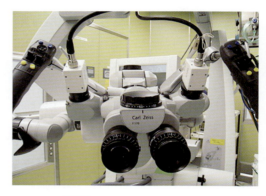

側視鏡

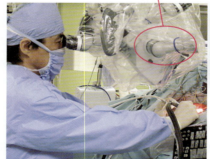

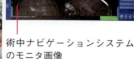

術中ナビゲーションシステムのモニタ画像

▲手術用顕微鏡とその操作

手術用顕微鏡の技術進歩　手術現場に即した革新的製品が次々登場

　手術用顕微鏡の技術革新は素晴らしく，最近では，悪性腫瘍を判別できる「蛍光顕微鏡」や，「ハイビジョン立体視顕微鏡」，さらに0.05～0.5mmの太さの血管接合を可能にした「高解像度立体視顕微鏡」などが開発され，多くの人命を救っています。これらは患者への侵襲を激減できることから，世界の外科手術を変えるかもしれないと言われています。

　なかでも「蛍光顕微鏡」の登場により，脳腫瘍の手術戦略が変貌しました。可視光しか出ない通常の手術用顕微鏡では，摘出部位が正常なのか腫瘍なのか，判別が困難です。しかし，5-アミノレブリン酸（5-ALA）という薬を用いた蛍光診断では，腫瘍細胞のみが

2 手術・処置系材料＆機器

術野の拡大，明るい視野の確保などのために手術に欠かせない医療機器。手術技術の進歩に大きく貢献。

赤く光ることで，安全かつ的確な腫瘍の摘出が可能となりました。

このほかにも，焦点を逃がさない「ポイントロック方式」や，医師が動きやすいよう頭上から顕微鏡を保持する「オーバーヘッドポジショニングスタンド」（**写真**）といったタイプも登場しました。"設計図は現場にあり"という，手術現場に対するこだわりが革新的製品を生み出し，現在もなお進化を続けています。

また，内蔵ビデオが搭載された手術用顕微鏡も開発され，高解像度の画像情報の保管が可能になりました。術後の教育に活用することができます。

脳神経外科領域で注目されているのが，「術中ナビゲーションシステム」です。脳は，少しでも違う場所を切除しただけで，神経障害が起こる場所です。そんな脳の手術を正確に行うために考え出されたのが，このシステムです。主に脳腫瘍の手術に使われるもので，特に脳の深い場所にある腫瘍や，境界がわかりにくい腫瘍，病変と重要な正常組織が隣接している場合には，非常に有用です。

このシステムは，脳のどこを手術しているか，病変はどこまでかといった情報を顕微鏡の視野内に表示するものです。それにより，必要最小限の切開や大事な部位の温存が正確

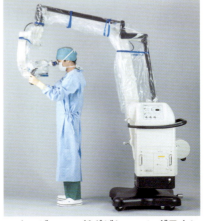

▲ オーバーヘッドポジショニングスタンドの手術用顕微鏡

（写真提供：三鷹光器株式会社）

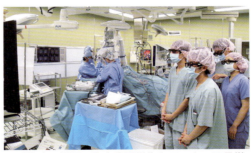

▲ 手術中の様子。臨床実習学生もモニターで見学。3Dメガネで立体観察できる

に行えるようになりました。

とはいえ，決して誰でも簡単に手術ができるようになったわけではなく，術者の経験と高度な技術は当然必要です。実際の手術は，皮膚にマーカーを取り付けたり，MRI画像を取り入れたり，位置感知カメラなどを用いながら，ワークステーションで操作します。

ナビゲーションシステムは，悪性脳腫瘍手術では必須のものとなりました。これに加え，手術中に脳に電極を置いて電流を流し，神経の損傷の有無を確かめる「術中モニタリング」といった方法を組み合わせることがあります。

図表　各領域における手術用顕微鏡の活用

脳神経外科	・深部の脳腫瘍の剥離 ・1mmの血管の吻合 ・脳動脈クリッピング術
眼科	・網膜剥離の手術 ・白内障の手術
整形外科	・切断指の神経や血管の吻合
耳鼻科	・鼓室形成術

手術・処置系材料＆機器

注射処置
手術
その他

119

47 無影灯・手術用覆布・手術台

無影灯の役割　手術部位に影を作らず，安全な手術進行をサポート

　無影灯とは，手術室の天井に取り付けられたライトのことです。読んで字のごとく，手術部位に影を作らないためのもので，手術を安全に行うために必要不可欠な器具です。

　手術は，チームによる共同作業です。手術台に寝ている患者さんの周りには，執刀医のほか，器械を用意して手術を直接介助する看護師，周辺で間接介助をする看護師，さらに麻酔科医もいます。手術の時には，これら手術チームの全員がどの方向から見ても影で暗くならないよう，明るく照らさなくてはいけません。

　そのため無影灯は，多数の光源で1つのライトが作られており，それぞれのライトの影を別のライトが打ち消すようになっています。また，ライトは手術室の広さなどにより2灯または3灯設置されます。各ライトは数カ所の関節があるアームで保持されており，高さや方向の調節（焦点距離や焦点光野の拡大・縮小）も可能です。

　手術は患者さんにとっては不安の大きいものですが，無影灯による明るい光のなかで，安全に手術が行われているのです。

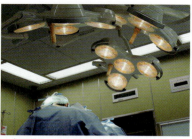
▲無影灯

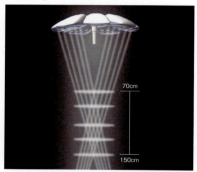
▲照明距離70～150cmにわたり照度が一定に保たれ，手術創を体内奥深くまで鮮明に照らし出す。
（写真提供：サクラシステムプランニング株式会社）

手術用覆布の役割　手術部位を完全な清潔に保ち，感染・汚染から守る

　手術用覆布（ドレープ）は，手術や縫合処置を行う時に感染源となる可能性のある部位を覆って隠し，無菌操作を行うための布です。高度な撥水性や浸透汚染を防止する機能があり，用途（手術部位など）により様々な穴の大きさ・形状のものが製造されています。

　手術の準備は，手術部位の感染予防のため，決められた順で，以下のように行われます。
①まず，手術でメスを入れる皮膚に対し，切開予定部から同心円状に（外側に）円を描くように消毒薬を塗ります。切開を広げたり，別の新しい切開を行ったり，ドレーン挿入部を作ったりする場合に備え，広めの範囲を消毒しておきます。
②次に，手術チームの全員が手指消毒薬を用

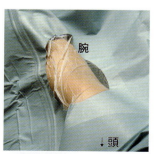
▲手術用覆布

2 手術・処置系材料&機器

手術室で活躍する3つの医療用設備・器材。安全確保にも欠かせない。無影灯は，近年LED化が進んでいる。

いて，手と前腕を肘の高さまで洗います。
③滅菌タオルで水分を拭い，滅菌手袋を装着します。
④手術用ガウンを手術チーム全員が着用します。
⑤手術切開部位と細菌の感染源となる可能性のある部位に，手術用覆布をかけます。

以上の操作により手術部位の周りは完全に清潔区域となり，消毒された手術器具も操作しやすくなります。

手術台の役割　回転や高さ調整，スライドで様々な手術・手技に対応

患者さんが乗る手術台も，手術の安全をコンセプトに作られています。手術台は，テーブルトップ，コラム（昇降部），ベース（脚台）から構成されていますが，頭部，胸部，腹部，手足，背面など様々な部位や体位での手術に対応するため，広角度に横転・縦転ができるようになっています。

高さの調整も可能です。最も低い高さは，歩行入室の患者さんが無理なく腰掛けられたり，座って施行することが多いマイクロサージェリー（顕微鏡を覗きながら特殊な器具を用いて行う手術）が行いやすい高さに設定されています。さらに，テーブルトップは前後にスライドできるようにもなっていて，術中のレントゲン撮影やイメージガイドシステムを用いた手術がスムーズに行われます。

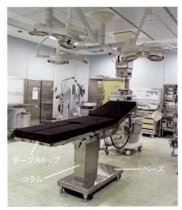

▲手術台

手術台の種類

もっとも一般的なタイプは，テーブルトップとコラムが一体型の「電動油圧手術台」です。電動油圧で駆動するコラムによって様々な体位での手術に対応できます。

テーブルトップとコラムが分離した「分離式電動手術台」もあります。ストレッチャーで搬送した患者をそのままテーブルトップに移し替えることができるほか，テーブルトップを換えることによって，1つの手術台で多様な手術に対応できます。

ほかにも，マイクロサージェリーに特化した手術台や，下肢の骨折等の手術に最適化された手術台など，様々な種類が存在します。

図表　手術台の動作例

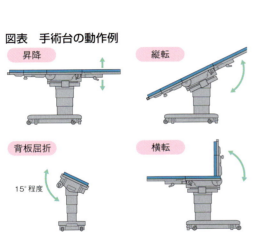

48 水頭症治療システム

水頭症とは　脳脊髄液の貯留により脳室が異常に大きくなった状態

　脳は，脳脊髄液という無色透明な体液で覆われています。脳脊髄液は，脳を浮かせることにより，脳への衝撃を和らげる保護液として働いています。脳とつながる脊髄の周りにも，脳脊髄液は存在しています。

　脳脊髄液は，脳室（脳脊髄液を貯蔵する部屋）にある脈絡叢で産生されています。脳内には，4つの脳室があり，それぞれが通路で結ばれる構造になっていて，新たに産生され脳室から出てきた脳脊髄液は，くも膜（脳の保護膜）と脳の間に広がり，くも膜にある顆粒から血液へ戻っていきます。通常，1日で3回くらい全体が入れ替わる程度のスピードで循環しています（図表1）。

　この脳脊髄液の産生・循環・吸収異常により脳室が正常以上に大きくなった状態が，水頭症です。髄液が正常以上に産生され吸収が追いつかないとき，あるいは何らかの原因で髄液の循環路が閉塞したりすることによって，

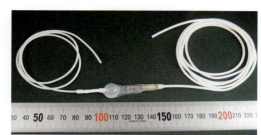
▲水頭症治療システム用のカテーテルとバルブ

水頭症になるのです。

　原因としては，①先天性奇形，②脳炎，③脳腫瘍，④くも膜下出血，⑤頭部外傷（頭蓋内出血）──などが挙げられます（図表2）。

　水頭症が生じる理由として，髄液の通過障害（髄液循環路の閉塞や狭窄）である場合と，髄液の吸収障害である場合が挙げられます（図表2）。水頭症になると脳が圧迫され，頭痛，歩行障害，意識障害，記憶障害といった症状をきたします。

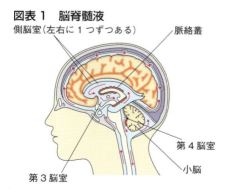

図表1　脳脊髄液

図表2　水頭症の種類と原因・疾患例

水頭症の原因	症状を引き起こす疾患例
髄液の生産過剰	脳室脈絡乳頭症
髄液の吸収障害	くも膜顆粒の機能不全，くも膜下出血，髄膜炎
髄液循環路の閉鎖	中枢系の先天異常，頭蓋縫合早期癒着症，頭蓋内出血，髄膜・脳炎炎，脳腫瘍など

交通性水頭症
　→正常圧水頭症
　　　→特発性正常圧水頭症
　　　→続発性正常圧水頭症
　→その他水頭症

非交通性水頭症
　→小児水頭症
　→その他の閉塞性水頭症

水頭症治療システムの役割　脳室に貯留した脳脊髄液を腹腔に送り，吸収させる

　水頭症に対しては，脳で吸収されなくなった髄液を身体の別の場所に管で短絡（正常のルートを通らず近道すること。バイパス，シャント等）して吸収させる外科的な治療が主

② 手術・処置系材料＆機器

脳脊髄液を，脳室や腰椎から腹腔へ送り吸収させるための機器で，水頭症の外科的治療に不可欠。

流です。

短絡先として最もよく使われるのはお腹です。この脳室とお腹（脳室-腹腔シャント，**図表3左**），脊髄腔とお腹（腰椎-腹腔シャント，**図表3右**）を結ぶものが水頭症治療システムです。システムは，①脳脊髄液の流量を調節するバルブ，②脳室側カテーテル，③腹腔側のカテーテル──で構成されています（**写真**）。手術は簡単で，所要時間は1時間ほどです。

特発性正常圧水頭症の手術に適した水頭症治療システム

水頭症のなかでも，「治る認知症」として最近注目されている特発性正常圧水頭症（idiopathic Normal Pressure Hydrocephalus：以下，iNPH）という病態を例に，治療法を具体的に説明しましょう。

iNPHの主症状は，①歩行障害，②認知症，③尿失禁──の3つで，三徴候と呼ばれています。そのなかでも歩行障害が特に重要です。症状として最初に出ることが多く，認知症が現れる他の病気と区別するポイントにもなるからです。

iNPHが疑われたら，CTやMRIで脳の状態を調べ，そこで脳脊髄液循環不全による脳室拡大など水頭症の特徴が確認できれば，iNPHと診断します。腰から脳脊髄液を少量抜いて症状の改善度を診断したのち，手術を行います。iNPHの手術は，脳室-腹腔シャントのほか，腰椎-腹腔シャントも主流になりつつあります。

iNPHに対し脳室-腹腔シャントを行う場合，圧を微調節できるタイプの圧可変式バルブ付きの水頭症治療システムが必須であると言われています。高齢者は，若い人に比べ脳

図表3　脳室-腹腔シャントと腰椎-腹腔シャント

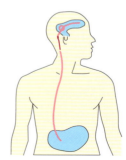 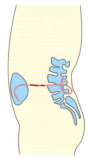

　　脳室-腹腔シャント　　　腰椎-腹腔シャント

が硬いことに加え，iNPHの病態自体が正常な頭蓋内圧（70～180mmH$_2$O）の範囲にあり，症状が良くなるバルブ圧が非常に狭いレンジにある場合が多いためです。

減圧していくときに心臓の拍動に同調した血管壁の振動を反映した「圧脈波」を調べて血圧を測定する方法です。一般的には，圧脈波が急激に大きくなったときのマンシェット圧を「最高血圧」，急激に小さくなったときのマンシェット圧を「最低血圧」とします。

電子血圧計は，水銀血圧計と比較すると正確性は若干劣りますが，手軽に測定できます。

第三脳室底開窓術による水頭症手術

また，第三脳室底開窓術という，神経内視鏡を用いた水頭症の手術も行われています。内視鏡を脳室内へ挿入し，第三脳室の底面にある薄い膜に穴をあけ，大きく開窓します。これにより，脳室内の髄液を脳底槽といわれるスペースに流出させ水頭症を改善させる手術です。髄液の通過障害で生じる水頭症に特に有効です。

★水頭症治療システム関連の診療報酬

水頭症治療の診療報酬として，K174 水頭症手術（38840点，24310点）が設定されています。

カテーテルは，特定保険医療材料「175」脳手術用カテーテルで算定します。

49 脳動脈瘤クリップ・コイル

くも膜下出血の現状　年間約1万5000人が発症，致死率は約30%

脳卒中のなかでも最も恐ろしい病気がくも膜下出血です。前日まで何の異常もなく元気に暮らしていた方が突然襲われる病気で，患者数は，日本全体で毎年1万5000人（10万人当たり約12人）にのぼると言われています。これほど医学が進歩した現代でも，そのうち3分の1の患者さんが亡くなられます。また，3分の1には強い後遺症が出て，残り3分の1が社会復帰となります。

くも膜下出血の原因は，脳の血管分岐部にできた動脈瘤（脳動脈瘤）です。動脈瘤は，脳の動脈の一部が膨らんで弱くなっている状態で，これが破裂することにより，くも膜下出血が発生します。

脳動脈瘤は，1.5～5%の人が有しており，そのうちの0.5～3%が破れて症状を引き起こします。脳動脈瘤は生まれつきあるわけで

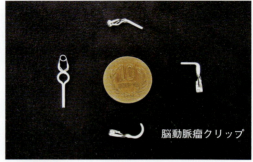
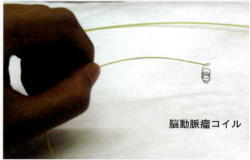

▲脳動脈瘤用のクリップとコイル

はありません。発生には血管の壁の弱さと血流，血圧などが関係しています。脳ドックやたまたま検査したMRIなどで未破裂脳動脈瘤が見つかることもありますが，くも膜下出血を起こしてから動脈瘤が見つかることもあります。

破れやすい動脈瘤の特徴は，図表1のとおりです。破裂した場合，動脈瘤の場所にもよりますが，意識障害，失語症，麻痺，感覚障害，複視といった後遺症が残ります。

図表1　破れやすい動脈瘤の特徴

* 7mm以上
* 瘤の場所が脳底動脈，内頸動脈─後交通動脈，前交通動脈にあるもの
* 形状が不均一
* 患者が以下のいずれかに該当する〔高齢（60歳以上），くも膜下出血の既往・家族歴がある，喫煙歴がある，高血圧〕

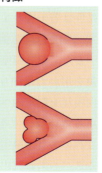

脳動脈瘤の治療方法　クリップを使うクリッピング術と，コイルを使うコイリング術

次に，脳動脈瘤の実際の治療について説明します。脳動脈瘤が未破裂の場合は，くも膜下出血を未然に防ぐことを目的とした治療を

行います。くも膜下出血を起こした動脈瘤については，再破裂を防ぐことが治療の第一歩です。治療方法には，「クリッピング術」と「コ

[2] 手術・処置系材料＆機器

脳動脈瘤の破裂を防ぐために必要な医療機器。致死率が高いくも膜下出血の発症・再発を抑える。

イリング術」の2種類があります。

クリッピング術

「クリッピング術」は，頭を開けて手術顕微鏡を使用し脳動脈瘤の首根っこをつまむ治療方法です。このクリッピング術に使用するのが，脳動脈瘤クリップです。

クリッピング術では，まず，全身麻酔下に開頭手術を行い，そこから顕微鏡手術で丁寧に動脈瘤がある血管を見つけて動脈瘤を露出し，瘤になっている部分の根元をクリップで留めます（図表2）。それにより動脈瘤内へ血液が流入しなくなり，破裂を防ぐことができます。クリッピング術は再発が約1％ときわめて少なく，どんな形状の瘤も適応で，治療中に出血してもすぐに対応できます。その反面，開頭手術の傷が頭部に残り，痛みが伴うこともあります。術後のけいれんや感染などを起こすリスクもあります。

クリップは，血管の大きさ，根元の形，動脈瘤の大きさ・方向などにより，直，曲，への字型など，様々な形状のものが使われます。

コイリング術

「コイリング術」は，開頭せずに脳動脈瘤コイルを用いて脳動脈瘤を処置する方法です。

コイリング術では，まず，患者さんの大腿動脈からマイクロカテーテルという太さ1mm以下の管を脳血管まで誘導します。次に，脳動脈瘤のなかへカテーテルの先端を置き，カテーテルからプラチナ製のコイルを出し，動脈瘤のなかがコイルでいっぱいになるまで詰めます（図表2）。動脈瘤がコイルで満たされれば，瘤のなかに血液が入らず破裂する危険がなくなる，という理屈です。

コイリング術は，脳に触れることなく治療が可能で，脳の深部でも大きな技術的困難は

図表2　クリッピング術とコイリング術

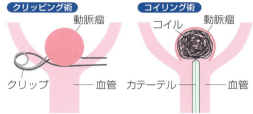

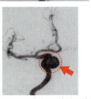 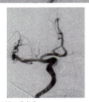

▲コイリング術の術前（左）と術後（右）

ありません。その一方で，治療中に動脈瘤から出血をきたした場合に対処が困難であったり，血管内の操作のため，血栓ができた動脈瘤の周囲やその先の血管を閉塞し，脳梗塞を起こす可能性もあります。

両手術のどちらで治療するかは，脳動脈瘤の場所，形状，患者の状態を適切に考慮し，選択する必要があります。いずれの治療法も緻密な技術が必要ですから，脳神経外科は，まさに「ミクロの決死圏」の世界です。

★脳動脈瘤クリップ・コイル関連の診療報酬
　クリッピング術は，K177 脳動脈瘤頸部クリッピング（114070点，128400点）で，コイリング術は，K178 脳血管内手術（63270点，81800点，79850点）で算定します。
　また，いずれの術式も，K930 脊髄誘発電位測定等加算「1」（3130点）の算定が可能です。
　材料は「081」～「083」で算定できます。

50 心臓ペースメーカー

心臓ペースメーカーの役割　徐脈性不整脈による拍動の異常を改善

正常な心臓は，1分間に60〜70回の拍動（安静時）を行い，たえず私たちの体に1分当たり5〜6L（1日当たり約10,000L）の血液を送り続けています。

心臓の収縮をもたらす電気信号は心臓の上部（心房）にある洞結節という部分で作られ，房室結節という中継地点を通過して，下部（心室）へ伝わり，心臓全体をリズム良く収縮させています（**図表**）。

なんらかの病気で洞結節や房室結節，その他の電気の通り道に障害が生じると脈拍が異常に上昇したり，低下したりしてしまい，心臓がうまく収縮しなくなります。この状態が不整脈と呼ばれるものです。

不整脈には大きく分けて，徐脈性不整脈（脈が遅くなるタイプ），頻脈性不整脈（脈が速くなるタイプ），期外収縮（脈が不規則になる）の3つがあります。

このうち，徐脈性不整脈は，洞機能が弱くなる洞不全や心房から心室への電気が遮られる房室ブロックなどが原因です。高齢者に多く，器質的病変を認めないことが多いのですが，なかには虚血性心疾患や心筋症，高血圧

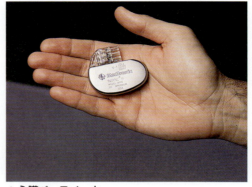

▲心臓ペースメーカー

が基礎にある場合もあります。3秒以上心臓からの拍出がないと脳への血液供給が低下し，めまいや眼前暗黒感（立ちくらみ），失神発作（意識消失発作）を起こしてしまい，ときには命にかかわることもあります。

心臓ペースメーカーは，徐脈性不整脈を起こしている心臓に対し，電気刺激を与えて正常なリズムで動かすための医療機器です。

図表　心臓の電気信号の流れ

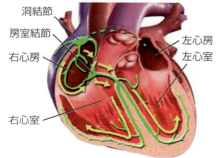

（→が信号の流れる方向を示す）

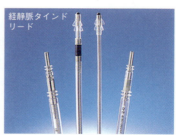

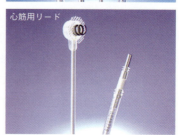

▲植込式心臓ペースメーカー用リード
（『特定保険医療材料ガイドブック2016年版』医学通信社）

② 手術・処置系材料＆機器

心臓の拍動の乱れをキャッチし，タイミングよく電気刺激を与えて心拍を正常な回数に戻す医療機器。

心臓ペースメーカーの植込み　局所麻酔・皮下切開により，皮下脂肪組織と大胸筋膜の間に植え込む

心臓ペースメーカーの仕組み

　心臓ペースメーカーは，電池と制御装置が一体となったコインほどの大きさの本体（ジェネレーター）と，刺激を心臓に伝える電極リードから成り立っています。

　現在の心臓ペースメーカーは，患者の心臓の信号をすべてキャッチして，タイミングよく電気を送ることができる「デマンド型」と呼ばれるタイプがほとんどです。さらに最近は，運動時など心拍が多いほうが望ましいときに，装置中の加速度センサーが体動を感知して，ペーシング回数をコントロールできるようになっています。

心臓ペースメーカーの植込み（ペースメーカー移植術）

　心臓ペースメーカー移植術は局所麻酔により行います。

　まず，鎖骨から4～5cm下に皮膚切開を行い，皮下の脂肪組織と大胸筋膜の間に心臓ペースメーカーを植え込むポケットを作ります。

　次に，鎖骨下の静脈から電極リードを挿入して心臓まで到達させ，適切な位置に到達したかをエックス線で確認し，テスト刺激で作動を確認して，静脈とリードを固定します。最後に本体と電極リードをつなげ，それを皮下ポケットに植え込み，皮膚を縫合します。これで，手術は終了です。

心臓ペースメーカー植込み後の注意点

　心臓ペースメーカー植込み後は，電磁波障害による誤動作を防ぐため，その後の生活において注意しなければいけないことがあります。

　医療行為関連では，①電気メスは15cm以

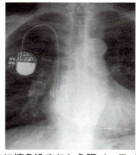
▲体内に植え込まれた心臓ペースメーカー

上離す，②低周波治療器は使用不可，MRIは禁忌，③放射線治療器は本体に照射しない——などです。

　近年では，条件付きMRI対応ペースメーカーの挿入が一般的になりつつあります。あくまで条件付きですが，ペースメーカー挿入後でもMRI検査が可能な条件が増え，植込み型除細動器などの植込み型デバイスへの適応も拡充してきています。

　日常生活では，特に強い電磁波が出ている環境下での労働などは，事前に医師への相談が必要です。そのほかにも，IH調理器・炊飯器は50cm以上離す必要があり，電気カーペットや電気毛布の使用にも注意が必要です。

★心臓ペースメーカー関連の診療報酬

　ペースメーカーは，特定保険医療材料（112）で，種類により1個56万～170万円くらいの価格になっています。ペースメーカー本体と別に，植込式心臓ペースメーカー用リード（113）等の材料が必要です。

　心臓ペースメーカーの植込みは，K597ペースメーカー移植術（15060点，9520点）により，交換については，K597-2ペースメーカー交換術（4000点）により算定します。

　また，両心室ペースメーカーと呼ばれる特殊なペースメーカーの植込みについては，K598両心室ペースメーカー移植術（31510点）により算定します。

51 IABP（大動脈内バルーンパンピング）

IABPの役割　胸部の大動脈内でバルーンを膨張・収縮させ，血流を維持

　IABP（intra aortic balloon pumping：大動脈内バルーンパンピング）は，急性心筋梗塞によるショック，重症心不全，心臓手術後などで心機能が低下した患者さんに対し，補助循環装置として使用される医療機器です。

　大動脈内に留置したバルーンを，心電図上のR波あるいは大動脈圧波形に合わせてヘリウムガスで膨張，収縮させることにより，心臓の機能が復活するまで血流のコントロールを行います。

　心臓の拍動に合わせて，1日当たり約10万〜15万回の拡張・収縮を繰り返します。IABPによる心拍出量の増加率は約15〜20%とされています。

　IABPと用途の似ている機器に，PCPS（経皮的心肺補助装置）とLVAD（左室補助装置）があります。PCPSは膜型肺で酸素化した血液を遠心ポンプで送血することで，特に急性期の呼吸循環補助を目的とするものです。一方，LVADは著しい低心機能症例に対し，基本的には心臓移植をゴールとした循環の代替を目的とし，血液を酸素化することはできません。また，PCPSは経皮的にカテーテルで導入できますが，LVAD導入には開心術が必要です。

　IABPの具体的な役割として，以下の2点が挙げられます。

①冠血流量，脳血流量の増加

　心臓に血液を送る動脈を冠動脈といいますが，その冠動脈が細くなったり詰まったりすることで，冠動脈の血流（冠血流量）が減り，心臓への酸素供給量が少なくなると狭心症や心筋梗塞を発症します。

　狭心症や心筋梗塞の治療としては冠動脈カテーテル術や冠動脈バイパス術が行われますが，その際，患者さんの体内に一時的にバルーンを留置してIABPを使用することで，冠血流量を増加させて心臓を保護します。

　また，このとき脳への血流が低下する可能性があるので，それによる脳梗塞や意識低下を防ぐため，頸動脈，椎骨動脈への血流の維持も，IABPで同時に行います。

②心臓の負荷の軽減

　心臓から出た血液は大動脈を通り全身に運ばれますが，大動脈内に留置したIABPのバ

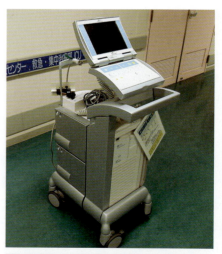
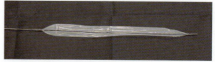
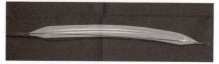

▲（上）IABP本体
　（中）バルーン（収縮時）
　（下）バルーン（拡張時）

② 手術・処置系材料＆機器

機能が低下した心臓の補助循環装置として使用される、心臓カテーテル治療に必須の医療機器。

ルーンを心臓の動きに合わせて膨らませたり萎ませたりすることで、心臓の負荷を軽減することができます（図表）。

心臓の拡張時は、バルーンを膨らませます。それにより冠血流量の増加が起こり、心臓への酸素供給量が増加します。また、大動脈弓から出ている頸動脈や椎骨動脈にも血液が維持されます。

心臓の収縮時（心臓から血液が全身に送られるとき）は、バルーンを萎ませます。バル

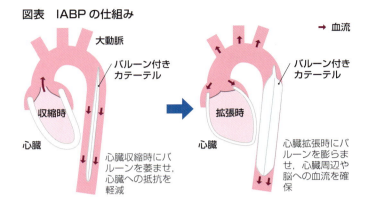

図表　IABPの仕組み

ーンが急速に萎むことによって、心臓が血液を全身に送るときの抵抗を少なくすることができます。

IABPの留置方法と合併症　足の付け根の動脈からバルーン付きカテーテルを挿入

IABPのバルーンの留置方法を説明します。

まず、局所麻酔により、先端に細長い風船状のバルーンがついた約2～3mmの太さのカテーテルを足の付け根の動脈から挿入します。カテーテルを体内に送り、バルーン先端が胸部下行大動脈起始部より2～3cm下方の位置まで進んだら、そこで固定します。その後、カテーテルとIABPの本体を接続しバルーンを作動させます。

IABPの合併症としては、①バルーンを挿入した足の血流量の低下、②カテーテルで大動脈が裂けたり穴があくことによる出血、③細菌感染、④バルーン破裂に伴うヘリウムガスによる動脈の詰まり、⑤血塊の生成、⑥血小板の減少――などが挙げられます。合併症が発生した場合には、バルーンの抜去や輸血などの処置が必要となります。

IABPは上記のようなリスクが存在する手技ですが、救命処置であるため、医療現場で躊躇なく行われます。

ただし、重度の大動脈弁逆流症を有する症例では逆流を助長するため禁忌となります。また、バルーン拡張部の大動脈瘤や大動脈解離も禁忌となります。閉塞性動脈硬化症や大動脈の高度な屈曲蛇行を伴う症例ではアクセスルート損傷や末梢虚血を想定しておく必要があります。

★IABP関連の診療報酬

IABPのカテーテルは特定保険医療材料であり、「128 バルーンパンピング用バルーンカテーテル」で算定します。一般用のほか、下肢末梢循環障害の発生防止構造のあるもの、血圧センサーが内蔵されているもの、小児用のもの――の4種類があり、価格帯は160000～222000円です。

IABPの手技は、K600 大動脈バルーンパンピング法（IABP法）にて算定します。1日ごとに算定することができ、初日は8780点、2日目以降は3680点となっています。

なお、IABPに伴う画像診断および検査の費用を別に算定することはできません。

52 人工心肺装置

人工心肺装置の役割　心臓手術中，心臓や肺に代わり血液循環・ガス交換を行う

　心臓や大動脈の手術を行うには，一時的に心臓を停止させて血液の流れを止めなければいけません。人工心肺装置（**写真**）は，心臓手術の際，心臓と肺の機能を一時的に代行する装置です。手術の進行を妨げる心臓の動きを制御することで，いわゆる静止視野（心臓を止めた状態のときに得られる視野）および無血視野（心臓内および心臓周辺の血液を人工心肺で脱血・吸引することにより得られる視野）を得ることができます。

　この装置は，心停止の状態でも全身の循環を保つのに必要な人工心臓（おもにローラーポンプ），人工肺，温度調整機能で構成されています。これらに心臓を保護しながら停止させる心筋保護液回路も組み合わせて使用します。

　人工心肺装置は，1953年，アメリカの外科医・Gibon博士が，世界で初めて実用化に成功しました。以来，心臓外科分野の技術は飛躍的な進歩を遂げ，多くの患者さんが人工心肺の恩恵を受けています。

　現在日本では6万5000件程度の心臓大血管手術が行われています。そのうち心拍動下冠動脈バイパス術，カテーテルによるStent graft留置術，カテーテルでの大動脈弁移植術（TAVI），小児心臓外科における姑息術などでは人工心肺を使用しないケースがありますが，これらの症例約1万5000件程度を除く，約5万件の症例で，人工心肺装置が使用されているという試算もあります（日本胸部外科学会annual report 2014）。

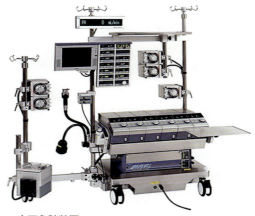

▲人工心肺装置

人工心肺装置の構造・操作　術中は医師と臨床工学技士の息の合った操作が重要

　人工心肺装置は，①心臓の役目を担うポンプ，②ガス交換（酸素化）を行う人工肺，③血液の温度を調整する熱交換器，④これらの装置と体の連結回路となるチューブ（カニューレ）——などで構成されています。

　血液は，上大静脈および下大静脈内に挿入された静脈カニューレから体外に脱血され，いったん貯血槽に蓄えられます。それからポンプで熱交換器・人工肺に送られ，そこで体温調整・ガス交換が行われます。酸素を取り込んだ血液は動脈フィルタを通り，動脈カニューレを介して上行大動脈内に戻されます（**図表**）。

　人工心肺のデメリットは，血液の拍出がローラーポンプで行われることにより，生理的な拍動流ではなく定常流であることが挙げら

2 手術・処置系材料＆機器

心臓手術などで心臓を停止させる際，一時的に心臓と肺の機能を代行し，生命を維持する装置。

図表　人工心肺の主な機能

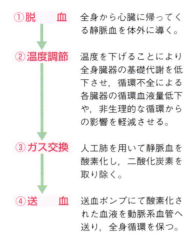

① 脱　　血　　全身から心臓に帰ってくる静脈血を体外に導く。

② 温度調節　　温度を下げることにより全身臓器の基礎代謝を低下させ，循環不全による各臓器の循環血液量低下や，非生理的な循環からの影響を軽減させる。

③ ガス交換　　人工肺を用いて静脈血を酸素化し，二酸化炭素を取り除く。

④ 送　　血　　送血ポンプにて酸素化された血液を動脈系血管へ送り，全身循環を保つ。

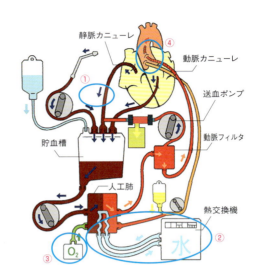

れます。動脈硬化の進行した高齢者の場合，狭窄病変のある部分では定常流では十分な灌流が行われない可能性があると言われています。また心筋保護液は以前と比較すると発達したとはいえ，安全な心停止許容時間は4時間程度です。これ以上の心停止は，術後の心機能に大きく影響します。

また，人工心肺を患者に接続する際には，上行大動脈に送血管を留置するのが一般的ですが，上行大動脈に動脈硬化を認める症例では，送血管挿入の際に動脈硬化病変からのplaque遊離により脳梗塞を合併することがあります。そのような症例では，送血部位の変更（腋窩動脈からなどの使用）など工夫が必要です。

医療技術の発達した今日においても，心臓と肺の機能を人工心肺装置に肩代わりさせることは，便利さと背中合わせの危険を伴います。特に，回路内への空気混入や操作ミスなどは致命的です。

また，ミスなく循環させることができても，血液が人工物にさらされることにより，凝固や炎症物質の増加といった現象が起こる可能性があります。

そのため，操作には正確なコントロールが要求されます。手術側の操作は心臓血管外科医が，人工心肺本体や各部分の操作は臨床工学技士が行います。心臓手術を行う際は，両者の息の合った操作が重要です。

★人工心肺装置関連の診療報酬

人工心肺装置の各部品は，特定保険医療材料「127 人工心肺回路」にて算定します。

メイン・補助循環・心筋保護・血液濃縮・分離体外循環の各回路のほか，個別機能品（貯血槽，リザーバー，心筋保護用貯液槽，ラインフィルター，回路洗浄用フィルター，パラメーター測定用セル，熱交換器，安全弁等）――が算定可能です。

《人工心肺の費用》

K601 人工心肺　　「1」初日（26950点）
　　　　　　　　　「2」2日目以降（3000点）
＋「注1」補助循環加算等（4800点）
＋「注2」初日の選択的脳灌流併施加算（7000点）
＋特定保険医療材料「127 人工心肺回路」など
※カニュレーション料は所定点数に含まれます。

53 胃瘻

胃瘻の役割 経口摂取がむずかしい患者の生活改善，生命予後の安定に寄与

胃瘻は，脳卒中や認知症により自発的な食事が困難，神経や筋肉の病気により嚥下が不可能，誤嚥して肺炎を繰り返す，頭頸部・食道の外傷や癌により摂取困難——といった患者さんのために，お腹から胃に直接栄養を送り込むことができるように開発された入口のことです。

胃瘻は，一般的に経皮的内視鏡下胃瘻造設術（PEG）により作成します。PEGは1979年にアメリカで開発され，これにより長期経腸栄養が可能になりました。

従来は，経鼻的にチューブを胃まで入れて注入食を投与したり，高カロリー輸液を血管より投与していました。しかし，鼻からチューブが入っていると，嚥下訓練や運動療法の制限を受けますし，中心静脈での高カロリー輸液ではカテーテル感染の合併症のおそれがあります。

その点，胃瘻には，①管理がしやすい，②リハビリに支障をきたさない，③嚥下訓練が可能——といったメリットがあります。また，患者本人による栄養管理も可能ですし，シャワーや入浴にも支障はありません。瘻孔形成後の消毒は不要で，清潔にしておけば化膿などの心配もありません。

病気やけがが改善すれば，除去も簡単です。胃瘻を抜いたあと，胃の粘膜は3時間ほどで修復され，お腹の傷もほとんど目立たなくなります。除去した日から食事も可能です。

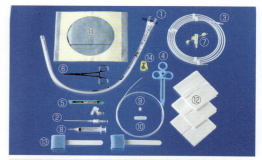

① PEGチューブ：6.7mm（20Fr）セイフティチューブ付
② 穿刺針（針先保護型セイフティタイプ）1.61mm（16G）
③ ロックワイヤ　④ スネア：φ2.4mm
⑤ スカルペル（セイフティタイプ）　⑥ 鉗子
⑦ 誤接続防止アダプタ　⑧ 6mlシリンジ（18G注射針付）
⑨ 保持バンド　⑩ 体外固定具
⑪ 穴あきドレープ　⑫ 割ガーゼ（2枚入り×3袋）
⑬ スポンジスティック（2本）　⑭ クランプ

▲胃瘻造設に使用する物品

胃内と体外の固定具

胃瘻カテーテルには，胃内と体外の固定具が各2種類あるため，その組合せによって，バルーン・チューブ型，バルーン・ボタン型，

図表　胃瘻カテーテルの胃内固定板と体外固定板の組合せ例

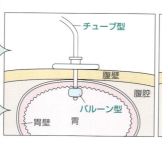
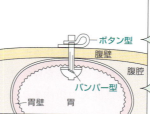

チューブ型：栄養チューブとの接続が容易だが，チューブが長いため体位変換時に体に巻き付いたり，患者自身がカテーテルを抜いてしまったりすることによる事故抜去のリスクがある。

バルーン型：交換が容易だが耐久性が低いため，交換頻度が多くなる。バルーン内の水が減少して抜けてしまう事故抜去のリスクもある。

ボタン型：逆流防止弁が付いており，体外で目立たず事故抜去のリスクは少ないが，栄養チューブとの接続がややむずかしい。

バンパー型：事故抜去のリスクは少なく，耐久性も高いため，交換頻度が少なくてすむ反面，交換の際は内視鏡もしくはエックス線透視下で施行する必要がある。

② 手術・処置系材料＆機器

食物などを直接胃内に流し入れるために，腹部に作る口。長期間の経腸栄養が必要な場合に，造設される。

バンパー・チューブ型，バンパー・ボタン型の4種類に分けられます（図表）。

患者の状態や交換の手間などを考慮して，最適なカテーテルを選択します。

胃瘻の造設方法　Pull/Push法とIntroducer法（原法／変法）に分類

胃瘻の造設方法には，造設時にカテーテルが口腔内を通過するか否かにより，大きく①Pull/Push法，②Introducer法（原法／変法）の2種類に分類されます。

Pull法／Push法

Pull法は，まず，腹壁側を穿刺し穴を開け，胃内にガイドワイヤーを挿入します。内視鏡で観察しながらそのガイドワイヤーをいったん口から出し，そこへ胃瘻カテーテルを結びつけます。このワイヤーを腹壁側から引き抜き，腹壁・胃に注入器具を取り付けます。

Push法は，カテーテルをガイドワイヤーに沿わせて口側から押し込む点がPull法と異なります。

Introducer法（原法／変法）

腹壁から直接カテーテルを挿入する方法です。ここでは，原法を改良したかたちである変法について説明します。

まず，胃を膨らませ胃壁と腹壁を接触させたあと，内視鏡で穿刺部を確認します。そして穿刺針を挿入して，ガイドワイヤーを挿入します。その後，ワイヤーに沿わせてダイレーターを挿入し，穿刺部を広げ，胃瘻カテーテルを取り付けます。

＊　　＊　　＊

胃瘻設置から1〜2日経ったら100mL程度の水の摂取から始め，その後1週間かけて栄養投与量を増やしていきます。PEGは基本的には低侵襲の手術ですが，胃粘膜下出血や結腸，肝臓への誤穿刺が発生する可能性がありますので，十分な術前説明が必要です。

医学的にPEGが有用であったとしても，患者が望まない場合には適応とならない場合もあります。また，患者に判断能力がない場合には，発症前に本人の意思表示があったかどうかが重要になります。

胃瘻の造設は，医学的・倫理的側面から議論があるところですが，介護保険の導入・在宅医療の推進により，今後は社会的にも胃瘻の有用性，必要性がより注目されていくことでしょう。

★胃瘻関連の診療報酬

胃瘻カテーテルは特定保険医療材料（037 交換用胃瘻カテーテル）で算定できます。

本文で説明した経皮的内視鏡下胃瘻造設術（PEG）による胃瘻造設はK664にて算定します。

K664-2 経皮経食道胃管挿入術（PTEG）は，日本で近年開発された新しい手技です。

《胃瘻設置と設置後の費用》

K664 胃瘻造設術（経皮的内視鏡下胃瘻造設術，腹腔鏡下胃瘻造設術を含む）　　　　　6070点
K664-2 経皮経食道胃管挿入術　　　　14610点
J043-4 経管栄養カテーテル交換法　　　　200点
J120 鼻腔栄養（1日につき）　　　　　　　60点
K939-5 胃瘻造設時嚥下機能評価加算　　2500点

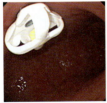 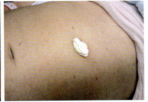

▲ボタン型胃瘻チューブの胃内および体表の留置状態

133

54 体外衝撃波結石破砕装置

体外衝撃波結石破砕術（ESWL）とは　体を傷つけない尿路結石の治療法

腎臓，尿管，膀胱，尿道などにある石を尿路結石といいます（図表1）。結石は，尿の成分から析出して出来上がるものです。尿路結石症は，遺伝的因子と環境因子の両者が関与する多因子疾患です。最近では「メタボリックシンドロームの1疾患である」との考え方が提唱されており，肥満，高血圧，糖尿病，脂質異常症のある方に尿路結石の発生率が高いと報告されています。

腎結石では一般に無症状か軽度の鈍痛がみられるにすぎませんが，結石が尿管に嵌頓すると腎疝痛といわれる強い腰背部痛が生じます。また，結石が尿管に長期間嵌頓していると，腎臓の機能が悪くなります。

尿路結石自体は生死を左右する疾患ではありませんが，感染を合併すると，腎盂腎炎による発熱や腰背部痛がみられ，生命予後にかかわる重篤な尿路感染症に発展する場合もあります。

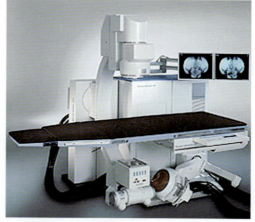

▲体外衝撃波結石破砕装置

開腹手術や内視鏡手術によらず，患者さんを尿路結石による苦痛から解放するのに有用なのが，体外衝撃波結石破砕装置です。

この医療機器を用いた体外衝撃波結石破砕術（Extracorporeal Shock Wave Lithotripsy：ESWL）とは，ジェット機が超音速で飛ぶときなどに生じる衝撃波エネルギーを医療の分野に応用したもので，体外で発生させた衝撃波エネルギーを体内の結石に照射し，結石を破砕する治療法です。衝撃波により砂状に破砕された石（砕石片）は，尿とともに体外に排出されます（図表2）。

ESWLは1972年よりドイツで研究開発が始まり，1983年にESWL用破砕装置が商品化されました。本邦では，1984年に国内第1号機が導入されました。その後改良が重ねられ，麻酔をしなくても痛みがほとんどなく，外来治療が可能な装置の開発に至り，30年足らず（2009年時点）で設置台数が1000台を超えました。

ESWLは，基本的には合併症の少ない，優れた治療法です。

図表1　尿路結石の種類

尿管結石	尿管内で結石ができる症状。肝臓でできた結石が尿管に詰まることでも起こる。非常に激しい痛みを伴うほか，尿の濁り，血尿などの症状が出ることもある。
腎結石 腎臓結石	腎臓内部でシュウ酸カルシウム等が結晶化してしまう症状。腎盂や腎杯内で結石ができた場合は自覚症状がないことが多い。発生場所によって腎盂結石，腎杯結石などに細分化される。
膀胱結石	膀胱内に結石ができる症状。通常は小さいうちに尿とともに自然排出されることが多い。膀胱結石は，尿路の感染症，前立腺肥大など他の疾患を伴うケースが多く，男性に多い。
尿道結石	腎臓や膀胱にできた結石が尿とともに排出されずに尿道にとどまってしまう状態。非常に強い痛みを伴う。男性に多い疾患。

[2] 手術・処置系材料&機器

尿路結石治療法であるESWLを行うための医療機器。尿路結石の外科的治療の9割で用いられる。

ESWLによる治療　基本的に外来治療，当日の入浴や運動も可

実際の治療手順を説明します。まず，患者さんに装置のベッドに横になってもらい，エックス線で結石の正確な位置を調べ，衝撃波の焦点を設定します。

衝撃波の照射は，基本的には麻酔なしで行いますが，鎮痛薬を服用することもあります。患者さんによっては，衝撃波の強さにより多少の痛みを感じることがありますので，その場合は痛みが我慢できる範囲に出力を調節します。

治療中は衝撃波を発生させるパチパチという大きな音がしますが，衝撃波の通過する筋肉や他の臓器には傷がつきません。1回の治療にかかる時間は約60～90分です。

ESWLは，入院の必要はありません。高齢者でも，他の疾病をもっていても行うことができます。しかし，結石の大きさや硬さにより，1回の治療ですべて破砕できないことがあります。その場合は，日を改めて繰り返し治療を行うことになります。

大きな結石を破砕したあとは，砕石片が尿管に詰まり痛みや発熱をきたすことがありますので，手術前後に尿管にカテーテルを挿入する場合があります。また，ESWLで破砕できないほど大きな結石や硬い結石については，内視鏡手術など他の治療法に変更することもあります。

治療後，発熱や痛みがなければ，当日の入浴や運動など，普段どおりの日常生活で問題ありません。砕石片の排出を促すために，水分を多めに（1日に1.5～2L）摂り，適度な運動（ジョギング，なわとび，階段昇降など）を行うとよいでしょう。

術後の合併症として，血尿があります。通常，1，2日で軽くなりますが，血尿が強いと血液が固まったものが出る場合もあります。痛みも，通常は時間とともに和らぎますが，帰宅後に痛みが強くなる場合は，鎮痛剤で経過観察します。

また，衝撃波の当たった部分に皮下血腫ができることがありますが，時が経てば自然に消失します。

図表2　ESWLの仕組み

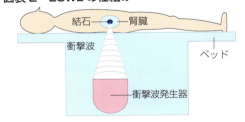

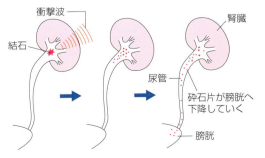

★体外衝撃波結石破砕装置関連の診療報酬

　ESWLによる尿路結石の治療は，K768 体外衝撃波腎・尿管結石破砕術（一連につき）（19300点）で算定します。治療に際し，消耗性電極を使用した場合は，K938 体外衝撃波消耗性電極加算（3000点）を1回のみ算定できます。

　所期の目的を達するまでの一連の治療に対する点数なので，複数回のESWL治療を行っても，1回しか請求できません。

55 ダ・ヴィンチ（手術支援ロボット）

ダ・ヴィンチの特徴　座ったままの遠隔操作や手ぶれ補正機能で術者の負担軽減

　医療現場でのロボット技術の応用は，1985年に産業用ロボット「Puma 200」を利用して行った脳神経外科の生体組織診断が最初とされています。以来，医療ロボットは急速な進化を遂げてきましたが，その代表的なものとして，様々な手術で活躍する「手術支援ロボット」が挙げられます。

　そして，その手術支援ロボットで最も普及が進んでいるのが，腹腔鏡手術ロボットの「ダ・ヴィンチ・サージカル・システム」（インテュイティブサージカル合同会社）（以下，ダ・ヴィンチ）です。2016年9月時点で，日本では237台のダ・ヴィンチが稼働しています。ここでは，ダ・ヴィンチを中心に解説します。

　ダ・ヴィンチは，腹腔鏡手術に遠隔操作ロボット技術を融合させたもので，医師は，ハイビジョンカメラの3D画像を見ながら，わずか1cmの切開部から腹腔内に入れた小型のロボットアームを操作し，4本の腕をもったロボットを遠隔操作して手術を行います。名称は，15世紀の発明家・画家・哲学者であり，人体解剖の研究も行っていたレオナルド・ダ・ヴィンチに因んでいます。

　ダ・ヴィンチの大きな特徴として，次の3つが挙げられます。
①高解像度の3D画像（10～12倍の拡大視野）により，従来の腹腔鏡手術より解剖学的な構造が鮮明に把握できる
②7自由度（7つの関節）をもった鉗子により，従来の腹腔鏡手術では困難な操作も容易に行うことができる
③自然な操作感と手ぶれ補正機能により，術者は自分の手で行っているような直感的な感覚で，より繊細な操作を行うことができる

　ダ・ヴィンチによる手術では患者さんに触れることがないため，手術着なしでの手術が可能です。また，これまでは医師が立ったまま，あるいは無理な体勢で長時間の手術が行われてきましたが，そうした医師の肉体的な負担も軽減できるようになりました。

　一方で，開腹手術を行う際に重要な要素である「触覚」がない，というような欠点もあ

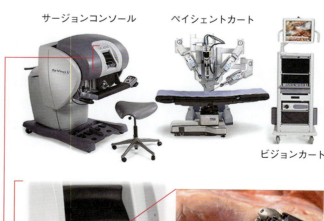

サージョンコンソール　　ペイシェントカート

ビジョンカート

ズーム画像。細かい血管の確認や神経の温存も容易。

▲ダ・ヴィンチの構造

② 手術・処置系材料＆機器

ダ・ヴィンチは1999年にアメリカで開発された手術支援用ロボット。日本では2000年3月に初めて導入された。

ります。

ダ・ヴィンチ以外のロボット

ダ・ヴィンチ以外の手術支援ロボットとしては、「EMARO（エマロ）」（リバーフィールド株式会社）や「iArms（アイアームス）」（株式会社デンソー）などがよく知られています。

「EMARO」は腹腔内視鏡手術の際、手術補助員の代わりとなる医療ロボットで、医師の頭部に装着したセンサーの動きに合わせて内視鏡の動きをコントロールすることができるものです。一方、「iArms」は、手術時に医師の腕を支え、手の震えや疲れを軽減するロボットで、非医療用として販売されています。

また、「手術支援」に限らず、広く「医療用ロボット」として見ると、近年、注目されているのが「HAL（Hybrid Assistive Limb）」（サイバーダイン株式会社）です。これは、体の不自由な方の運動能力を増加させるシステムで、脳から送られてきた微弱な電位信号を皮膚で検知して、コンピューターで解析・増幅して手足を動かします。

ダ・ヴィンチの構造　患者用、助手用、術者用の3つの部分でシステムを構成

次に、ダ・ヴィンチの構造について説明します。ダ・ヴィンチは大きく、①ペイシェント（患者）カート、②ビジョンカート、③サージョン（術者）コンソール——という3つの部分から成り立っています（**写真**）。

①の患者カートは、患者に直接備えつけるカートで、内視鏡用と操作用の4本のアームから構成されています。

②のビジョンカートには、光源や気腹装置（患者さんのお腹にガスを送り込む機械）、助手用のモニタが搭載されています。

そして、③のサージョンコンソールには、手術を担当する医師が作業しやすいように、電気メスや術野を制御するためのフットスイッチが備えられています。

現在、日本でダ・ヴィンチを使用した手術で保険術式として認められているのは、前立腺全摘除術（2012年適用）、腎部分切除術（2016年適用）の2つです。2012年に保険適用となった前立腺全摘除術は、現在では全体の3分の2が、ダ・ヴィンチによる支援下で

図表　ダ・ヴィンチ サージカルシステム特徴

ダ・ヴィンチの鉗子（7自由度、540度回転）

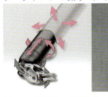
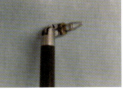

普通の腹腔鏡の鉗子（5自由度）

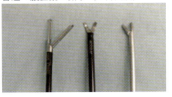

行われています。

そのほか、胃切除術、子宮全摘術、咽喉頭切除術の3つが、先進医療Bとして認められています。

★ダ・ヴィンチ関連の診療報酬
　ダ・ヴィンチを使用した前立腺全摘除術はK843-4に、腎部分切除術はK773-5に定められています。なお、いずれもK931超音波凝固切開装置等加算の併算定が可能です。

137

56 輸血用血液製剤

血液の成分　「血漿」と「血球」に大別される

　今回は,「医療機器・材料」ではなく「薬剤」としての扱いとなりますが,輸血療法を行う際に使用する医薬品「輸血用血液製剤」を取り上げたいと思います。

　製剤に関する説明の前に「血液」について概説しておきます。血液は,酸素や二酸化炭素,栄養素などの運搬,感染の防御,止血——など,人体の機能を維持するための重要な役割を担っています。成人の体重の約13分の1は,血液の重さです。

　血液と抗凝固剤を試験管に入れてしばらく放置すると上下2つの層に分離しますが,上層に浮かんでくるのが,おもに水分とタンパク質でできている「血漿」です。血漿は,血液の成分の約55％を占めており,二酸化炭素や栄養素を運ぶ役目があります。

　そして,下層に沈殿するのが,残りの45％を占める「血球」です。血球は,赤血球・白血球・血小板からなり,それぞれ酸素の運搬（赤血球）,感染防御（白血球）,止血（血小板）といった機能をもっています（**図表1**）。

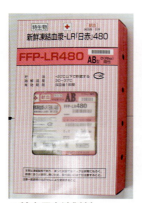

▲輸血用血液製剤

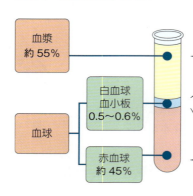

図表1　血液の成分の内訳

血漿：90％は水分で,7〜8％がたんぱく質。たんぱく質は栄養物の運搬,老廃物の排泄,血圧維持,血液凝固などの働きをします。

白血球：免疫機能を担います。

血小板：出血を止める役割があります。

赤血球：赤血球内の血色素（ヘモグロビン）は酸素と二酸化炭素の交換の役割を担います。

輸血用血液製剤の用法　近年は症状に応じた「成分輸血」が主流

　輸血療法は,血液中の成分が量的に減少したり,機能的に低下することによって何らかの症状を認めるときに,その成分を補充して治療する目的で行います。

　輸血用血液は一般市民の善意により献血ルーム,献血バスで集められています。年間約500万人の献血者がいます。30〜50歳の方々が半数を占めています。集められた血液は血液型検査,感染症検査が実施され,献血者への検査サービスとして生化学検査や血球数検査も行われます。

　輸血用血液製剤には大きく,①赤血球製剤,②血漿製剤,③血小板製剤,④全血製剤——の4種類があります。

　以前は採血されたままの血液,すなわちすべての成分を含んだ全血製剤の輸血が主流で

② 手術・処置系材料＆機器

人の血液を原料とし，輸血療法を行う際に使用。赤血球製剤，血漿製剤，血小板製剤，全血製剤の4種類がある。

したが，現在では，患者が必要とする成分だけを輸血する「成分輸血」が主流となっています。成分輸血には，その患者に不必要な成分が輸血されないため，心臓や腎臓などの循環器臓器への負担が軽減できるというメリットがあります。

輸血を行う際は，輸血後に期待する値を予め定め，使用する製剤の種類，投与量，回数，間隔を決めます。

以下に，主な成分輸血用製剤をいくつか紹介します。

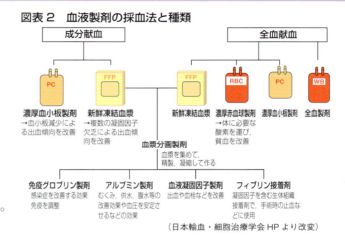

図表2　血液製剤の採血法と種類

（日本輸血・細胞治療学会HPより改変）

赤血球製剤（赤血球）

成分輸血製剤のなかで最も使用頻度が高いもので，血液疾患や慢性的な出血による貧血，手術時の出血が多くなったときなどに使用します。

血漿分画製剤（血漿）

血漿中に含まれる血液凝固因子，アルブミン，免疫グロブリン，フィブリンなどのタンパク質を抽出・精製したものです。製品は瓶入りで安定性が高く，輸送・保管が簡便で，有効期間も長い——という長所があります。しかしその一方，数万人分の血漿をまとめて製造するため，ウイルスなどが混入した場合，多数の患者さんが感染してしまう危険性があります。そのため，国内製薬企業では，最先端のウイルス除去・不活性化処理を行うなど，安全性を向上させる努力を続けています。

新鮮凍結血漿

血液から血球成分を取り除いたもので，血凝固因子が減少して出血傾向が出たときなどに使用します。

濃厚血小板製剤（血小板）

血小板数が低下したときに，患者さんの症状をみながら使用を検討します。

自己血輸血

また，これらの製剤を用いない「自己血輸血」という方法もあります。自己血輸血は，患者さん自身の血液を使用するため安全性が高く，積極的に導入することが推奨されています。なかでも，術中出血が予想される待機的外科手術においてよく行われます。

自己血輸血には，①希釈法（手術室で麻酔下に一度に1000mLぐらい採血して，その分輸液して手術後に採血したものを輸血する方法），②回収法（手術中や手術後に，出血した血液を回収して輸血する方法），③貯血法（手術前に2～3回採血して貯めておき，手術中や術後に戻す方法）——があります。

それぞれに長所短所があって，使い分けされています。

★輸血用血液製剤関連の診療報酬
　輸血に関する診療報酬は，手術の部第2節（K920～K924）に定められています。原材料の血液量と実際に注入した量のうち，少ないほうの量で計算します。
　なお，血漿製剤については，手術の部ではなく注射の部で算定します。

57 麻酔器

麻酔器の役割 麻酔ガスの投与および術中の患者状態のモニタリングを行う

麻酔とは，薬を使って意識や痛みの感覚をなくし，手術が可能な状態にすることです。

麻酔には，局所の感覚のみを失わせる「局所麻酔」と，全身に作用する「全身麻酔」がありますが，ここで解説する麻酔器は，主に全身麻酔のときに必要な機器です。

ちなみに，現代の全身麻痺の直接のルーツと言えるのは，1846年にマサチューセッツ総合病院で行われたエーテル麻酔による公開手術です。それ以降，吸入麻酔を主体とした全身麻酔が全世界に普及しました。

現在，全身麻酔による手術の際には筋弛緩薬を用いて人工呼吸を行う必要があるため，人工呼吸器と吸入麻酔薬を供給する装置が一体となった「麻酔器」が不可欠です。

麻酔器は，麻酔ガスを作るガス供給部にあたる「流量計」や「気化器」，患者が麻酔ガスを体内に取り込むための「呼吸回路」──からなります（図表）。

流量計

流量計は，医療ガス配管端末器部分から供給される酸素，亜酸化窒素（笑気），治療用空気を適切な濃度で混合するためのものです。

なお，医療ガス配管端末器部分では，①ガスが適正圧力で供給されていること，②誤接続防止のための装置（ピン方式）があること，③3種のガス別に配管と流量計がカラーコーディングされていること──が重要です。

気化器

次に，気化器は，液体の揮発性吸入麻酔薬を気化させ，適切な濃度の麻酔ガスを作る装置です。揮発性麻酔薬は室温や大気圧下では液体なので，これを気体に変えるために密閉

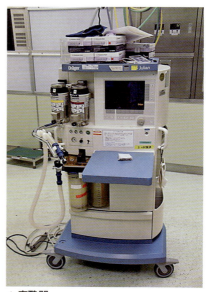

▲ 麻酔器

した容器でできた気化器が必要なのです。

日本で使用されている揮発性麻酔薬は，ハロタン，エンフルラン，イソフルラン，セボフルランです。

気化器の密閉容器内では，液状の麻酔薬とその蒸気とがある一定の圧（飽和蒸気圧）で平衡状態を保たなくてはいけませんが，沸点や飽和蒸気圧は揮発性麻酔薬の種類によって異なるため，それぞれの麻酔薬に対応した気化器が必要になります。

また，飽和蒸気圧は温度に依存しており，温度が高くなると大きく（気化しやすく），温度が下がると小さく（気化しにくく）なるので，内部の温度変化を最小限に抑えるよう，気化器は比熱の高い金属で作られています。

呼吸回路

そして，流量計と気化器で作った麻酔ガスを，呼吸回路を通じて実際に患者さんに接続

2 手術・処置系材料＆機器

主に全身麻酔で必要な医療機器。麻酔ガス投与のほか，術中のバイタルサイン等の管理にも役立つ。

します。

呼吸回路は半閉鎖循環式呼吸回路*で，麻酔器の送気管→吸気弁→吸気側蛇管→患者→呼気側蛇管→呼気弁→バッグ→二酸化炭素吸収装置→（二巡目の）吸気弁の順に流れます（図表）。

バッグは0.5〜5Lのものがありますが，成人では，通常3Lのバッグを使用します。またバッグは，排出された二酸化炭素を除去する二酸化炭素吸収装置に接続しています。装置内には吸収剤が詰まっていますが，吸収剤の色（二酸化炭素により紫色に変色する），量，一様に詰まっているか──を常に点検しなければいけません。吸収剤には，ソーダライムやパラライムが使われています。

*呼吸量を少し上回る程度の麻酔ガスと空気を一定流量で回路内へ送り込み，余剰なガスを呼気弁で外へ排出する方式。L008により算定する全身麻酔は，現在この方式が主流になっている。

麻酔の実施　麻酔薬とともに，筋弛緩薬や鎮痛薬を用いて麻酔状態を維持

一般的な全身麻酔では，まず，静脈麻酔薬（プロポフォールなど）を静脈内投与して意識消失させます。その後，筋弛緩薬（ロクロニウムなど）を投与して気管挿管を行い，麻酔器の呼吸回路に患者を接続します。そして，揮発性麻酔薬（セボフルラン・デスフルラン）からなる麻酔ガスや静脈麻酔薬を持続投与して，麻酔状態を維持させます。また，手術による強い痛みを抑えるために，オピオイド鎮痛薬（レミフェンタニルなど）を投与します。手術終了後は，投与しているすべての麻酔薬の投与を中止し，麻酔薬を代謝・排泄させて，患者さんを覚醒状態に戻します。

麻酔科医の役割

全身麻酔は患者の呼吸を停止して行うことが多いため，人工呼吸器も接続しています。また，手術中，患者には強い生体ストレスが加わり，出血や臓器のダメージも起きます。生体ストレスが引き金となって，不整脈や心筋梗塞，気管支喘息を起こすこともあれば，大量出血により血圧の異常低下が起きることもあります。執刀医は手術に専念しているため，患者さんの手術部位以外のことまで考える余裕がありません。そのため，麻酔を担当する麻酔科医は，二酸化炭素吸収装置の点検はもちろん，麻酔器に付属したモニターで手術中の患者の呼吸，心拍，血圧，尿量，血液環境など全身状態を秒単位で管理して，麻酔薬の投与量，輸液・輸血量などを調節して，安全な手術の施行に努めます。

図表　麻酔器の構造

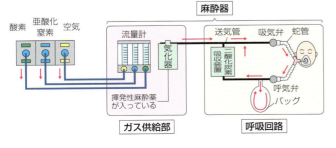

★麻酔器関連の診療報酬

麻酔器を使用した全身麻酔は，L008 マスク又は気管内挿管による閉鎖循環式全身麻酔により算定します。手術の種類や麻酔時の体勢により算定する点数が変わります。また，麻酔前後の診察等を評価する項目としてL009，L010 麻酔管理料（Ⅰ）（Ⅱ）があります（要届出）。

58 放射線治療装置（リニアック）

放射線治療装置の役割　エックス線照射により，悪性腫瘍を根治的・緩和的に治療

　放射線治療は，エックス線，電子線，ガンマ線，粒子線（陽子線）などを用いて癌などの悪性腫瘍を安全かつ効果的に治療する方法です（波長の違いにより異なるが，いずれも放射線）。

　治療対象となるのは，①上皮性の悪性腫瘍（癌腫）である乳癌，肺癌，消化器癌，子宮癌，膀胱癌など，②非上皮性の悪性腫瘍（肉腫）である骨肉腫，横紋筋肉腫など，③造血器官のものとして白血病，悪性リンパ腫——などです。

　放射線治療は，①根治的照射，②緩和的照射——に分けられます。根治的照射は，基本的には遠隔転移がなく，放射線感受性の高いものに対して行われます。緩和的照射は，進行癌や転移癌で根治が不可能と判断されたとき，癌によって引き起こされる症状（骨転移による疼痛，脳転移による頭痛，嘔気など）を抑えることを目的とします。

　また，放射線治療は，外科手術，抗癌剤による化学療法，ホルモン療法などと組み合わせることにより，予防的照射，術前・術後照射としても用いられます。

　治療に使用する主な放射線は，エックス線です。リニアック（高エネルギー放射線発生装置）（写真）により発生した高エネルギーエックス線・電子線を，患部（癌）に限局して照射し，癌細胞のDNAに障害を与えることで，癌を縮小または消失させます。癌細胞は一般に正常な細胞よりも頻回に分裂しているため，傷つきやすいと言われています。

　ただ，エックス線や電子線は，皮膚表面からの距離が約3cmより体の奥へいくほど，線量が減少してしまいます。

　ちなみに，放射線治療に利用する放射線のエネルギーは，胸部撮影に用いる放射線の約100倍となります。

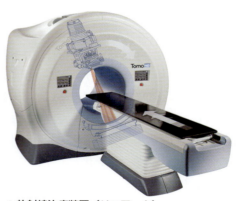

▲放射線治療装置（リニアック）

放射線治療の技術進歩　IMRTの出現により，合併症の少ない根治的治療が可能に

　実際の治療は，①放射線治療の担当医師が診察し，病気の種類・場所・大きさや種々の検査結果をもとに治療計画を立てる，②医師と放射線技師が治療計画に従い，位置決め装置で照射する方向や範囲を決める，③高エネルギー放射線照射を実施する——という手順で行われます。照射線量や回数は，患者さんにより異なりますが，通常は20～30回（1週5回として4～6週）の照射を行います。1回の治療に要する時間は5～10分です。

放射線を利用し，悪性腫瘍の治療を行う装置。リニアックが代表的。近年，技術進歩が目覚ましい。

従来の放射線照射法では，腫瘍の形状が不整形で複雑な場合，腫瘍周囲の正常組織や臓器にも腫瘍と同じ線量が照射されてしまい，腫瘍制御率（腫瘍を縮小させたり，状態を保つ割合）を高率に維持しながら合併症を低く抑えることが困難でした（**図表1・左**）。その後，治療計画CTを撮影し，三次元的に標的臓器や正常臓器への照射線量を決める三次元放射線治療（3D-CRT）が登場しました。さらにそののちには，エックス線の照射技術の発展により，多方向から病巣に限局して照射する方法が可能になりました。そのなかで開発されたのが，強度変調放射線治療（Intensity Modulated Radiation Therapy：IMRT）です。IMRTは，コンピュータの助けを借りて腫瘍のみに放射線を集中して照射できる革新的な照射技術です。これにより合併症を軽減しながら根治性を高めるという，従来では実現不可能であった放射線治療が展開できるようになりました（**図表1・右**）。

さらに，電子よりも重い重粒子（炭素イオン）を光の速度の70％まで加速させて照射すること（**図表2**）で，従来の方法では治療不可能だった部位，臓器も治療可能となりました。

例えば，眼球の後ろ側にできた腫瘍に対して，眼球には放射線の影響を与えず，腫瘍のみを治療できます。また，脳腫瘍では，正常な脳細胞への影響を抑え，腫瘍のみ治療することが可能になりました。

この治療は2016年診療報酬改定にて，その一部が保険適応となりました。現在，国内5施設で治療を受けることができます。

図表1　従来の放射線治療とIMRTの違い

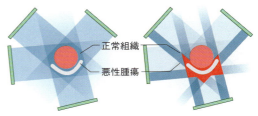

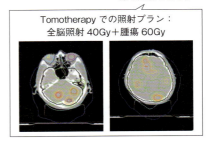

図表2　線量分布

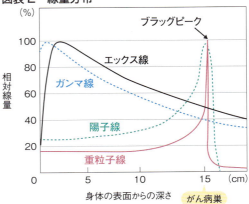

★放射線治療装置関連の診療報酬

放射線治療の診療報酬はM000～M005に定められています。本文で紹介した強度変調放射線治療は，M001「3」強度変調放射線治療（IMRT）（3000点，1500点）で算定します。疾病や部位，部位数にかかわらず，1回につき算定します。

また，重粒子線治療は，「手術による根治的な治療が困難な骨軟部腫瘍」のみ，保険適応となっており，M001-4粒子線治療「1」重粒子線治療（150000点）にて算定できます。

59 ガンマナイフ（定位放射線治療装置）

ガンマナイフの仕組み　201個の線源からガンマ線を患部へ集中照射

ガンマナイフとは，頭の外から放射線を一点に集中して照射（定位放射線治療）し，脳の病変を治療する医療機器です。スウェーデンの脳神経外科医，ラーズ・レクセルにより，1968年に開発され，日本には1991年に初めて導入されました。

その名前のとおり，使用される放射線はガンマ線です。ガンマ線は，放射性物質がより安定した（放射線を出す能力が少ない）状態に変化する際に出す放射線で，レントゲン撮影で使用されるエックス線と比べると，放射線として強いエネルギーをもっています。この放射線を患部に集中して照射することで治療する仕組みになっています。

ガンマナイフには，ガンマ線を発する201個の小さなコバルトの線源が一点（焦点）に向かうように配置されており（**図表**），ここから発せられるガンマ線を病巣部に照射します。凸レンズで太陽の光を集めて紙を焼くイメージです。一つひとつでは力の弱いガンマ線が，病巣部に201個集められることで非常に高いエネルギーになり，メスを使って病巣を切り取ったかのように病巣を取り除くことができます。

ガンマナイフの登場により，通常の開頭手術では治療困難な脳の深部や脳幹，機能的に重要な部位なども治療することができるようになりました。

ガンマナイフは，日本で最も普及している定位放射線治療装置です。2017年9月現在，ガンマナイフは国内56カ所の施設で稼働しており，これまで1.3万人以上の患者がガンマナイフによる治療を受けています。なお，保険適用となる定位放射線治療には，ガンマナイフのようにガンマ線を使用するものと，エックス線を使用するもの（例：サイバーナイフ）があり，病巣の大きさや部位により使い分けられます。

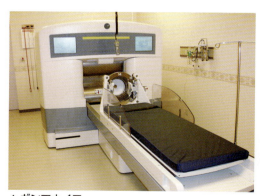

▲ガンマナイフ

ガンマナイフによる治療　侵襲が少なく，疾患の程度により日帰り治療も可能

ガンマナイフの対象となる脳疾患は，大きさが30mm未満の良性脳腫瘍や脳動静脈奇形，他の臓器から転移してきた転移性脳腫瘍などです。転移性脳腫瘍で病巣が複数ある場合（多発脳転移）にも治療が可能です。

また，最近では三叉神経痛や一部のてんかんにも効果があることがわかってきています。

実際の治療は，まず，局所麻酔を用いて専用の装置（フレーム）を頭部に取り付けたあと，MRIなどの検査を行い，病巣の位置と大きさ・形を計測します。この病巣の形に合わせてガンマ線を照射するようにコンピュータ

2 手術・処置系材料＆機器

開頭手術をすることなく，放射線（ガンマ線）を用いて脳腫瘍などの脳疾患を治療する定位放射線治療装置

図表　ガンマナイフの照射部と照射イメージ

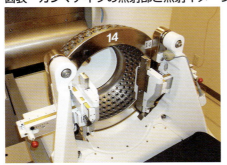
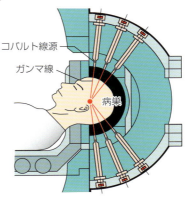

を使って測定し，正確に放射線を照射します。

ガンマ線の照射時間は，病変の大きさや形態，個数，照射線量により異なりますが，一般的には30分〜1時間くらいです。治療後はすぐに食事を摂ることもできます。疾患の種類によっては入院せずに日帰り治療も可能です。

また，全身麻酔の必要がないため，高齢者や肺や心臓に疾患を抱えている患者にも用いることができます。最新のモデルでは，従来の製品以上に緻密で安全な治療が可能になったことに加え，治療時間も短縮できるように改良されたため，患者さんは，よりいっそう快適に治療を受けられるようになってきました。

例えば，現在日本の半数以上で使用されているPERFEXION（Elekta社，スウェーデン）は，これまでのシステムと比べてより緻密な照射計画ができ，治療時間もかなり短縮されています。

また，ICON（Elekta社）は日本ではまだ導入しているところは多くありませんが，マスク固定が可能なので，1回照射では治療できなかった大きな病変に対する分割照射が容易になりました。治療時間はPERFEXION

と変わりありません。

ガンマナイフによる治療を行ううえで最も重要なことは，疾患がガンマナイフ治療に適応しているかどうかの見極めです。専門家（脳神経外科医）による適応の判断はもちろんのこと，ガンマナイフを専門的に行っている医師が治療効果の見込みや副作用の可能性をしっかりと検討したうえで，治療を行うことが大切です。

また，いくら非常に正確かつ緻密に放射線照射が可能であっても，病変周辺の正常脳組織や脳神経への少量の被ばくは避けられませんので，脳浮腫や放射線壊死などの副作用がまれに起こる可能性があります。

★ガンマナイフ関連の診療報酬

ガンマナイフによる治療は，M001-2 ガンマナイフによる定位放射線治療（50000点）により算定します。一連の治療過程で複数回の治療を行った場合においても，算定は1回のみ可能です。また，治療に伴う麻酔，画像診断，検査，放射線治療管理等の費用も所定点数に含まれており，別に算定することはできません。

なお，サイバーナイフなどエックス線による定位放射線治療については，M001-3 直線加速器による放射線治療「1」定位放射線治療の場合（63000点）により算定します。

60 聴診器

聴診器の歴史と形状　19世紀にフランス人医師が発明。近年は電子聴診器も登場

　聴診器は，1816年にフランス人医師によって発明されました。改めて説明するまでもないと思いますが，患者さんの体内で発生する音を聴いて，診察を行ったり状態を把握したりするために使用します。安価で維持費がかからず，持ち運びも自由なので，私たち医師が使う医療機器のなかでは，最も身近な存在と言えるでしょう。

　聴診器の構造は，チェストピース（集音盤），チューブ（導管），耳管部──の3つの部分からできています。

　発明された当初の聴診器は筒状でしたが，性能を上げるための改良が重ねられ，現在の形になりました。チェストピースには，低音を聴くための「ベル型（ベル面）」と，高音を聴くための「膜型（ダイヤフラム面）」という2つの形状があります（写真）。チューブは，太く硬いもののほうが，雑音が入らず音が伝わりやすくなります。

　最近では，電子聴診器も出ています（写真右）。音を増幅したり，周囲の騒がしさをカットする機能があるため，クリアな音を聴くことができるほか，パソコン上で解析して，音を視覚的に理解することも可能です。

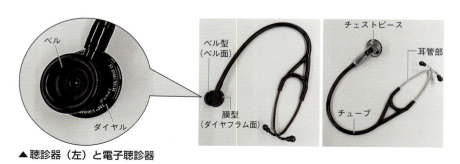

▲聴診器（左）と電子聴診器

聴診器による診察　身体から発せられる「異常音」を聴き分ける

　実際に聴診器でどのように身体の状態を診察するのかについて，説明していきます。

①呼吸音

　呼吸音を聴診する場合は，聴診器の「膜型（ダイヤフラム面）」を使用します。高齢で痩せている患者さんには，チェストピースが大きすぎて胸壁にフィットしない場合があるので，その場合には小児用の小さな聴診器を使用します。

　呼吸音には，正常音と異常音（ラ音）があります（図表1）。例えば肺炎のときは，バリバリという音がします（断続性ラ音）。また，気管支が詰まっている場合は呼吸音があまり聴こえなくなります。

②心音

　心臓の音を聴くのにも大変有用で，弁膜症〔心臓内の心室と心房の間にある弁（僧房弁，三尖弁）の働きが悪くなり，血液の逆流を引き起こす疾患〕の早期発見等に役立ちます。

　心音を聴診する場合は，聴診器の「膜型」

2 手術・処置系材料&機器

医師だけでなく看護師やコメディカルも使用する身近な医療機器。様々な音から体の情報をキャッチする。

で僧房弁が閉じる音（Ⅰ音）と大動脈弁が閉まる音（Ⅱ音）を聴取し，「ベル型」で正常では聴こえない過剰心音（Ⅲ音，Ⅳ音）を聴取します。

③腸音

腹部では，腸が動くときの音を聴きます。グルグルという音が聴こえれば，腸が正常に動いていることになります。腸閉塞を発症していると，腸からの音が聴こえません。その場合はエックス線検査やCTを行い，確定診断します。

④血流音

水銀血圧計で血圧を測定するときにも，聴診器を使用します。血圧計の腕に巻くバンド（カフ）で動脈を締め付け，締付けを弱めていくときに発生する音（血液が流れるときの血管音）を聴診器で聴き取り，血圧を測定します（コロトコフ音法：P.34 参照）。

また，動脈硬化などで血管が狭窄していると，ジャージャーという音（狭窄音）が聴こえるので，動脈硬化の診断にも役立ちます。頸動脈を聴診して狭窄音がした場合は，MRAや血管撮影検査を行い，診断します。

聴診器での音の聞き方

聴診器は冷たく感じるので，胸に当てる際は，チェストピースの部分を手などで温めておくことが重要です。当て方のポイントは，聴診したい場所に一定の力で密着させるよう

図表1　ラ音の分類

名称と特徴			原因	疾患
連続性ラ音	高音	ヒューヒューという笛のような音	細い気管支の狭窄	気管支喘息
	低音	グウグウといういびきのような音	太い気管支の狭窄	腫瘍
断続性ラ音	粗い音	ブツブツという低調で粗い音	気道内の分泌物が多い	肺炎，肺水腫，気管支拡張症
	細かい音	バリバリという高く細かい音	肺の繊維化	間質性肺炎

図表2　聴診器を当てる位置

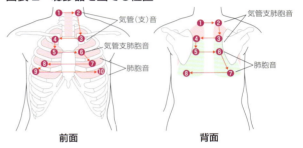

前面　　　　　背面

に置くことです。

呼吸音については，前胸部と背部では左右対称に聞き比べるのが基本です。聴診器を当てる位置は，頸部から尾側に向かって段階的に下げていきます（**図表2**）。

心音の場合は，最初は心基部（大動脈弁，肺動脈弁領域）から聞き始め，胸骨左縁に沿って下へと，三尖弁領域，僧帽弁領域（心尖部）へと聴診していくのが基本です。

＊　　＊　　＊

医療者は聴診器で多くの情報を得ることができますが，その情報を正確な診断に結びつける能力が重要です。

【参考文献】
八幡勝也，木村憲洋編著『〈イラスト図解〉医療機器と検査・治療のしくみ』（日本実業出版社，2013 年）
小野哲章，廣瀬稔『イラストで見る 医療機器早わかりガイド』（学研メディカル秀潤社，2010 年）
西沢良記　他監修『PWV による動脈硬化早期診断』（協和企画，2002 年）
武藤正樹／監，医療材料マネジメント研究会／編『医療材料マネジメントで病院を変える』（じほう，2013 年）
上野雅巳『なるほど医療機器』（響文社，2009 年）
鹿島健・伊藤陽子・藤谷順子・渡辺幹彦他著『臨床現場ディテール BOOK』（医学通信社，2010 年）
編集：日本医療機器テクノロジー協会『特定保険医療材料ガイドブック 2016 年版』（医学通信社，2016 年）

〔著者略歴〕

上野　雅巳

1959年，和歌山県生まれ。1985年，和歌山県立医科大学卒業後，和歌山労災病院脳神経外科，南イリノイ大学（Research Fellow）留学，川崎医科大学救急医学講座講師や和歌山県立医科大学救命救急センター講師，和歌山県立医科大学卒後臨床研修センター長を経て，2013年より和歌山県立医科大学地域医療支援センター教授。

イラスト＆写真でわかる
医療機器＆材料ディテールBOOK
主要60種類──臨床での適応とマネジメント術

※　定価は裏表紙に表示してあります

2017年10月18日　第1版第1刷発行

著　者　上野　雅巳
発行者　清水　尊
発行所　医学通信社

〒101-0051　東京都千代田区神田神保町2-6 十歩ビル
電　話 03-3512-0251（代表）
FAX 03-3512-0250（注文）
03-3512-0254（書籍の記述についてのお問い合わせ）

https://www.igakutushin.co.jp
※　弊社発行書籍の内容に関する追加情報・訂正等を掲載しています。

装丁デザイン：冨澤　崇
印刷・製本：教文堂

※本書に掲載されたすべての内容に関する権利は著作者及び医学通信社が保有します。本書の内容につき，一切の無断使用・転用・転載・データ化は固く禁じます。

※JCOPY〈（社）出版者著作権管理機構　委託出版物〉
本書の無断複製は，著作権法上での例外を除き，禁じられています。複製される場合は，そのつど事前に（社）出版者著作権管理機構（電話 03-3513-6969, FAX 03-3513-6979, e-mail：info@jcopy.or.jp）の許諾を得てください。

落丁，乱丁本はお取り替えいたします。

© M. Ueno, 2017. Printed in Japan.　ISBN 978-4-87058-660-4

最新刊 病気と診療のすべてがわかるオールラウンドな解説書 （2017年1月刊）

病気＆診療 完全解説BOOK

24診療科主要101疾患につき，原因・症状・予防から診断・治療・パス・予後・療養・医療費まで，診療のすべてをオールラウンドに解説した書籍は本書のみ!!

24診療科101疾患──診断・治療・療養・予防から医療費まで

★101疾患の①原因，②症状，③予防法を解説したうえで，④診断法（検査・画像診断・病理診断），⑤治療法（手術・処置・投薬・注射・放射線治療等），⑥クリティカルパス（治療工程），⑦予後と療養（医学管理等，在宅療養），⑧医療費の具体例──まで，診療のすべての過程をトータルに解説。

★医療機関スタッフにとっては医療の入門書と臨床マニュアルを兼ねる実用解説書，患者・家族にとっては病気と診療を理解するための診療ガイドブック!!

101疾患（抜粋）
糖尿病，痛風，脂質異常症，急性白血病，貧血，脳梗塞，パーキンソン病，認知症，てんかん，心不全，不整脈，高血圧症，慢性腎臓病，腎不全，胃・十二指腸潰瘍，C型肝炎，胃癌，大腸癌，肝癌，睡眠時無呼吸症候群，気管支喘息，間質性肺炎，うつ病，神経症，胆石症，下肢静脈瘤，痔，乳癌，ヘルニア，虫垂炎，肺癌，くも膜下出血，脳腫瘍，水頭症，骨粗鬆症，変形性関節症，脊柱管狭窄症，子宮筋腫，子宮癌，食物アレルギー，白内障，緑内障，アトピー性皮膚炎，帯状疱疹，皮膚癌，前立腺癌，膀胱癌，尿路結石症，花粉症，副鼻腔炎，喉頭癌──その他

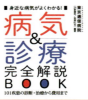

東京逓信病院 24診療科／医師81名 編著
■B5判／376頁
■2色刷
■2,400円（＋税）

【ご注文方法】①HP・ハガキ・FAX・電話等でご注文下さい。②振込用紙同封で書籍をお送りします（料金後払い）。③または書店にてご注文下さい。

〒101-0051 東京都千代田区神田神保町2-6 十歩ビル
tel.03-3512-0251 fax.03-3512-0250
ホームページ https://www.igakutushin.co.jp
医学通信社

最新刊 仕事を変え，職場を変え，組織を活性化させる！ （2017年8月刊）

医療＆介護
職場のルールBOOK

社会人の基本，仕事のルール，職場のマナー 150カ条

人事マネジメント研究所 **鷹取敏昭** 監修・著
日本経営協会 **岡本真なみ**，名南経営コンサルティング **福間みゆき** 共著

★病院・クリニック・介護スタッフのための"職場のルールブック"全150カ条，ケーススタディ30事例を1冊に総まとめ。明日からの実務を確実にブラッシュアップさせる実践ハンドブック！

★①社会人としての常識，②仕事における基本姿勢と共通ルール，③職場における基本マナーと服務規程，④組織を活性化させるマネジメントの要諦──などをわかりやすくコンパクトに総まとめ。

★「仕事に対する不安や違和感を解消したい」「仕事へのアプローチ法やスキルを改善したい」「職場での人間関係や評価を改善したい」人にとっては格好のスキルアップ・マニュアル！

★「スタッフの意識を変えたい」「職場・チームの雰囲気をよくしたい」「組織を活性化させたい」「仕事のクオリティを上げたい」管理者にとっては絶好のマネジメント・マニュアル！

◆四六判／200頁
◆2色刷
◆価格：1,200円（＋税）

【ご注文方法】①HP・ハガキ・FAX・電話等でご注文下さい。②振込用紙同封で書籍をお送りします（料金後払い）。③または書店にてご注文下さい。

〒101-0051 東京都千代田区神田神保町2-6 十歩ビル
tel.03-3512-0251 fax.03-3512-0250
ホームページ https://www.igakutushin.co.jp
医学通信社

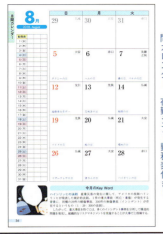
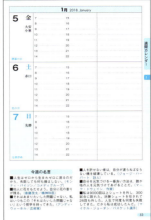

★見やすく，書き込みやすいフルカラーの月間カレンダー。夜勤シフト勤務表付き!!

★月間・週間カレンダーの「キーワード解説」「今週の名言」で毎週，確実に知識を蓄積!!

医療&介護スタッフ手帳 2018

最新刊 現場で役立つ多機能ハンドブック手帳

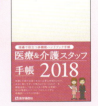

2017年10月刊

■ B6変判（174×112mm）
■ 価格 1,000円（+税）

★ 医療・介護関連の情報エッセンスを凝縮し，業務をスマートに管理する**多機能実用手帳**！月間カレンダー，週間カレンダー（7～22時の時間ライン）を見やすいレイアウトで収録。

★「医療・介護制度一覧」「医療・介護関連用語」「臨床医学の基礎知識」「接遇マナー・職員心得」「話のネタ集・名言集」「関連団体連絡先一覧」──など病院・クリニック・介護施設の全スタッフにとって，いざという時に役立つ情報を満載したハンドブック手帳！

※ 施設・法人等で10部以上の購入を検討される場合は，無料献本（1冊）いたします。

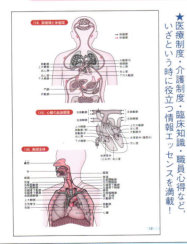
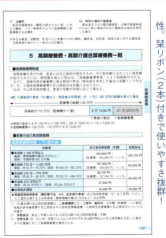
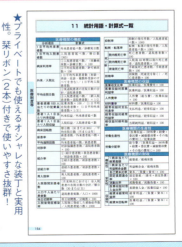

★医療制度・介護制度・臨床知識・職員心得など，いざという時に役立つ情報エッセンスを満載！

★プライベートでも使えるオシャレな装丁と実用性。栞リボン（2本）付きで使いやすさ抜群！

【ご注文方法】①HP・ハガキ・FAX・電話等でご注文下さい。②振込用紙同封で書籍をお送りします（料金後払い）。③または書店にてご注文下さい。

〒101-0051 東京都千代田区神田神保町2-6 十歩ビル
tel.03-3512-0251 fax.03-3512-0250
ホームページ https://www.igakutushin.co.jp

医学通信社

最新刊 2018年同時改定のピンチをチャンスに変える！

2018年同時改定から2025年へ
"攻める"診療報酬──戦略と選択

自院のポジショニングと機能をいかに最適化させるか

病院経営戦略コンサルタント　**工藤　高　著**

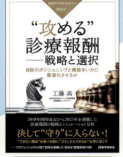

◆2017年10月刊
◆B5判／約150頁
◆2色刷
◆価格：2,500円（+税）

★2018年同時改定とその後の変遷を，プロフェッショナルの目で的確に読み解き，**多角的にシミュレート**し，中・長期戦略を立案！

★2018年から2025年へ向けて，**自院の施設基準をどうデザインして診療報酬を最大化するか，地域でのポジショニングと機能をどう選択するか**──を提案する経営戦略とシミュレーション分析の手引き。

★旧来の体制や現状維持に安んじていてはジリ貧確率100％の時代──。"できない理由"を並べる前に"どうすればできるか"を考え，地域医療構想・地域包括ケアに追随するのではなく，それを好機として捉えて"反転攻勢"に出る，**2018年同時改定・2025年モデルの攻略の書**！

―――― **CONTENT** ――――

第1章　診療報酬改定シミュレーションの方程式
2018年同時改定に当たり，改定シミュレーションの基本方程式と読解術をわかりやすく解説。

第2章　"攻める"診療報酬　ケーススタディ50
1　経営改善のために「人件費増」を図る？
2　7対1病院はロングステイ作戦で経営悪化
3　CT待機の期間短縮で「四方良し」
4　逆転の発想でケアミックスを採用の強みに
5　医師事務作業補助の試算と機会損失コスト
6　「できない理由」より「どうすればできるか」
7　医療連携先をABC分析でランク付け
8　療養病棟の在宅復帰促進は無理？
9　軽症患者ばかりの在宅復帰率100％
10　ベッドが空いていても夜間緊急入院できない？
11　地域包括ケア病棟へ転換すべきか否か
12　医療・看護必要度のクリアが危険水域に
13　医療区分見直しで年700万円の減収危機！
14　救急搬送が多いのに救急医療係数が低い？
15　15対1なのに「高度急性期」で病床機能報告
16　自宅等退院割合に悩む脳外科専門病院
17　重症患者が多いのにICU稼働率がなぜ低い？
18　退院支援加算1の取得しか選択肢はない
19　回復期リハ「実績指数」と病床稼働率
20　検査技師の早朝病棟採血の効用　ほか全50事例

第3章　2018年同時改定から2025年への戦略

★50のケーススタディ。組織・システム・基準・報酬を最適にマッチングさせる経営戦略と分析ノウハウを1冊に凝縮！

【ご注文方法】①HP・ハガキ・FAX・電話等でご注文下さい。②振込用紙同封で書籍をお送りします（料金後払い）。③または書店にてご注文下さい。

〒101-0051　東京都千代田区神田神保町2-6　十歩ビル
tel.03-3512-0251　　fax.03-3512-0250
ホームページ　https://www.igakutushin.co.jp

医学通信社

最新刊 2018年同時改定から2025年への道なき道を進む！

2025年への経営ロードマップ
医業経営を"最適化"させる36メソッド
機能選択・経営マネジメント・診療報酬の最適化マニュアル

株式会社 メディヴァ 取締役・コンサルティング事業部長　小松大介　著

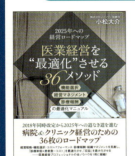

◆2017年10月刊
◆A5判／約300頁
◆2色刷
◆価格：2,800円（+税）

★医療機関の収益の基本計算式は「診療単価×患者数−コスト」。この相関する3つの数値を"最適化"させることが経営改善の鍵となります。

★そのための6つの戦略──「戦略・ビジョン」「経営企画」「コストパフォーマンス」「診療報酬」「組織管理」「財務管理」を見直し，「診療単価×患者数−コスト」を"最適化"させる36メソッドを1冊に凝縮！

★先進的な医業経営手法で着実に実績を積み上げる"メディヴァ"のトップ・コンサルタントが，その企業秘密とも言うべき経営改善の秘訣──3つの原則，6つの戦略，36のメソッド──を1冊に総まとめ。

★2018年同時改定から2025年への"道なき道"を進む，病院＆クリニックのための36枚の経営ロードマップです！

CONTENT

序章　"医業収支改善"の3つの原則
「単価増」「患者増」「コスト減」の戦略

戦略1　「戦略・ビジョン」編
1. 2025年地域医療構想と機能分化
2. STP-4Pフレームワークと経営戦略
3. 医療機関が手がけるべき介護・在宅　他

戦略2　「経営企画」編
1. 集患対策と地域連携の強化
2. 医療機関のブランド戦略と価格戦略
3. 在宅医療にいかに取り組むか　他

戦略3　「コストパフォーマンス」編
1. 予算管理とKPIモニタリング
2. 設備投資の効率的な考え方
3. 医療の質の管理と働き方改革　他

戦略4　「診療報酬」編
1. 7対1入院基本料改定への対応
2. 回復期と慢性期における戦略
3. 外来・在宅クリニックの経営戦略　他

戦略5　「組織管理」編
1. スタッフのモチベーション向上策
2. 採用プロセスの強化，人事考課と離職対策
3. 院内連携の改善　他

戦略6　「財務管理」編
1. 財務諸表の見方と分析活用法
2. 資金調達手法とそのメリット・デメリット
3. 病院・クリニック経営の再生手法　他

★煩雑で難解な医療機関経営の基礎知識と実践知識を，3つの原則，6つの戦略，36のメソッドに整理して，わかりやすく解説！

【ご注文方法】①HP・ハガキ・FAX・電話等でご注文下さい。②振込用紙同封で書籍をお送りします（料金後払い）。③または書店にてご注文下さい。

〒101-0051　東京都千代田区神田神保町2-6　十歩ビル
tel.03-3512-0251　fax.03-3512-0250
ホームページ https://www.igakutushin.co.jp

医学通信社

★2018年診療報酬・介護報酬同時改定に向けて，2017年9月号から連載「2018年同時改定を読み解く」をスタート。厚労省や中医協のキーパーソンを取材し，改定の方向性と文脈を読み解きます。

★2017年11月号では「2018年同時改定で変わる医療＆介護」，2018年2月号では「2018年同時改定の主要改定項目・新旧対照表」，3月号では「改定シミュレーション」，"他のどこよりも早い点数表"『BASIC点数表』を収録。全ディテールが明快にわかります！

★本誌1冊で，2018年同時改定から2025年に向けて激変する医療制度――地域包括ケアと地域医療構想，費用対効果・アウトカム評価の導入など，5年後10年後の医療の姿が的確にキャッチできます。

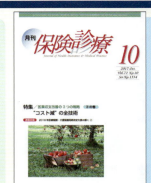

月刊 保険診療
Journal of Health Insurance & Medical Practice

2018年同時改定から2025年に向けたマネジメントと実務ノウハウを満載!!

本誌特集

【2016年】
- ⑥⑦2016年診療報酬改定の読解術
- ⑧進化する医療機関アメニティ
- ⑨医療機能選択の戦略 to 2025
- ⑩「事務部門」発の医療機関改革！
- ⑪レセプトの"大学"――2016年秋期講座
- ⑫「個別指導」チェックポイント300

【2017年】
- ①医療・社会保障を射る「三本の矢」
- ②「院内会議」攻略NAVI
- ③「保険外診療」のリアリズム
- ④レセプトの大学――請求もれ240の視点
- ⑤12枚の医業経営企画書
- ⑥"地域連携"コーディネート術
- ⑦医療＆ビジネス――連携と交渉術
- ⑧収支改善3戦略「診療単価アップ」
- ⑨収支改善3戦略「増患の法則」
- ⑩収支改善3戦略「コスト減の全技術」
- ⑪2018年同時改定で変わる医療＆介護
- ⑫間違いだらけのデータ＆シミュレーション

本誌の主な連載

- **日本の元気な病院＆クリニック**…先進的な経営事例を徹底取材
- **視点**…医療界キーパーソンの提言・異論・卓説を毎回読切り掲載
- **プロの先読み・深読み・裏読みの技術**…制度と経営戦略の指標
- **"保険診療"の教室**…元審査委員が解説する「保険診療の心得」
- **こうして医療機関を変えてきた**…病医院改革成功の秘訣とは？
- **病院＆クリニック経営100問100答**…経営改善ノウハウQ＆A
- **NEWS縦断**…医療界の最新動向から2025年改革をナビゲート
- **医療事務Openフォーラム**…現場の画期的取組み等を紹介
- **医療機器・材料をもっと知りたい**…臨床のディテール解説
- **レセプト点検の名探偵**…隠れた請求ミスを推理するプロの目
- **点数算定実践講座**…カルテからレセプト作成までを事例解説
- **オールラウンドQA**……点数算定の疑義解釈に明快に解答
- **実践・DPC請求Navi**……病名選択・請求点検の事例解説
- **カルテ・レセプトの原風景**…全診療行為のディテール再現
- **パーフェクト・レセプトの探求**…100％請求実現マニュアル
- **厚生関連資料**…最新の法律・告示・通知等を掲載。必読!!
- **NEWSダイジェスト**…医療界の重要NEWSを的確にキャッチ！
- **読者相談室**…保険診療のあらゆる疑問に答える完全Q＆A

■お申込みはHP・ハガキ・電話・FAXで，何月号から購読されるかお知らせ下さるだけでOK。
■希望者には見本誌をお送りいたします。

■価格：1,800円（＋税）
■定期購読（送料無料） 半年：10,800円（＋税）
　　　　　　　　　　　 1年：21,600円（＋税）

★口座引落による1年契約には割引特典（1割引）→ 1年：19,440円（＋税）

【ご注文方法】①HP・ハガキ・FAX・電話等でご注文下さい。②振込用紙同封で書籍をお送りします（料金後払い）。③または書店にてご注文下さい。

〒101-0051 東京都千代田区神田神保町2-6 十歩ビル
tel.03-3512-0251　fax.03-3512-0250
ホームページ https://www.igakutushin.co.jp　医学通信社